BIENVENUE AUX URGENCES

DU MÊME AUTEUR

Paroles de flics, Fayard, 2018
La France qui gronde, avec Antoine Dreyfus,
Flammarion, 2017

Jean-Marie Godard

Bienvenue aux urgences

Fayard

Ouvrage édité
sous la direction d'Isabelle Saporta

Composition et mise en pages
Nord Compo à Villeneuve-d'Ascq

83 - 0197 - 8 / 01
Achevé d'imprimer en mars 2019
par La Nouvelle Imprimerie Laballery (Clamecy, France).
N° d'impression : 902335

Conception graphique : Cheeri
Illustration : © Christophe Goussard/Agence VU

ISBN : 978-2-213-70947-5
Dépôt légal : mars 2019

À toutes celles et tous ceux
qui permettent que cette lumière
soit toujours allumée

À Giovanna,
qui s'est éteinte à l'âge de 88 ans,
entourée et paisible
dans un service de post-urgences,
alors que ce livre se faisait

Prologue

Derrière le rideau des urgences

Les personnels des urgences ne s'appellent ni Meredith Grey ni Doug Ross. Passer du temps à la « mine », comme certains appellent ce service qui constitue la porte d'entrée de l'hôpital, fait bien vite oublier les aventures médico-sentimentales d'un *Grey's Anatomy*, ou le rythme parfois effréné d'un épisode de la série *Urgences*. Ici, on ne court pas sans arrêt, pas plus qu'on ne sauve des vies toutes les cinq minutes. Il n'y a pas de héros et, d'ailleurs, ici, personne ne se considère comme tel.

Dans ce lieu, la lumière ne s'éteint jamais. Les SDF dorment parfois au chaud et en sécurité, sur les chaises ou allongés contre le mur, comme ce couple enlacé sous un téléviseur allumé en continu, le son coupé. Des gens de tous âges, de toutes conditions sociales, patientent en faisant les cent pas, en somnolant, en lisant. Il y a des visages marqués par la douleur, des bras en écharpe, des nez rougis, des angoisses, de l'hypocondrie, des grands malheurs et beaucoup de petits riens, des cigarettes qu'on fume à la chaîne en sirotant un mauvais café à 40 centimes, en attendant d'être appelé derrière cette porte qui s'ouvre avec un badge. Il y a aussi, parfois, des vies qui basculent.

Aux urgences, il y a Mathieu, chef de service, qui, même en repos chez lui, dort avec son téléphone à portée d'oreille. Passionné, toujours, malgré le souvenir de « nuits horribles de fatigue » et une « vie un peu particulière » qui donne à voir « derrière le rideau d'une société aseptisée ».

Aux urgences, il y a Aminata, agent d'accueil qui, au guichet vitré, demande plusieurs dizaines de fois par jour carte Vitale et pièce d'identité. En première ligne sur l'impatience, l'incompréhension, la colère, parfois la violence.

Aux urgences, il y a Caroline, infirmière dans un service mobile d'urgence et de réanimation (SMUR). Qui raconte cette « intrusion brutale » dans le quotidien d'une famille, au 5e étage d'un immeuble, lorsqu'il faut tenter de « récupérer » le père inconscient sur le sol de la cuisine, tandis que le chien tourne en jappant autour du toubib et qu'une voix tremblante demande : « Ça va aller, docteur ? » « Un théâtre avec une charge émotionnelle délirante, et ces pensées incongrues qui te traversent l'esprit. On voit les photos de famille, les meubles, le tableau intime de la vie des gens. On voit chez eux, on se dit : "C'est comme ça, c'est riche ou c'est pauvre." »

Aux urgences, il y a Fabienne, l'interne qui entame sa vingtième heure de garde, les yeux cernés, et qui peste contre la jeune fille amenée par les pompiers après une tentative de suicide au paracétamol, une gamine en crise qui insulte l'équipe en exigeant de sortir. « Le pire, c'est de te dire que tu vas sans doute la voir revenir la semaine suivante dans le même état. Un classique. »

Aux urgences, il y a des personnes âgées un peu déboussolées, accompagnées par des proches, ou bien souvent arrivées seules avec les pompiers, et qui cherchent leurs repères.

Aux urgences, il y a des équipes humaines, dévouées, souvent épuisées à force de s'adapter à tout, de batailler des heures par téléphone pour trouver un lit pour un patient et de voir le cœur de leur métier grignoté par les tâches administratives et les contraintes budgétaires.

Aux urgences, il y a l'imprévu, la vie d'heure à heure, de jour à jour, un lieu miroir des évolutions et des dysfonctionnements de la société, un condensé de ce théâtre permanent que constitue l'humanité.

Aux urgences, il y a des peines, de la fatigue, mais aussi des joies. Et surtout, de la passion.

Ce livre n'est pas un traité de sociologie, ni un ouvrage statistique, ni une œuvre militante.

Il ambitionne simplement de vous faire vivre la vie de celles et ceux qui font les urgences, et des gens – parfois vous et moi – qui y arrivent et prennent le statut de « patients » pour quelques heures et parfois plus.

Entrer aux urgences, passer de l'autre côté du rideau, ne s'est pas fait sur un claquement de doigts. Il a fallu expliquer la démarche, échanger des mails – nombreux –, passer du temps au téléphone, établir des « premiers contacts » pour que la confiance s'installe et que les cœurs s'ouvrent.

Tout ce que vous allez lire est strictement vrai et a été vécu. La plupart des prénoms en revanche, sauf ceux de personnalités s'exprimant en tant que porte-parole d'une organisation, ont été modifiés. Parce que les personnels des urgences ont beaucoup de choses à dire. Mais ils craignent aussi de s'exposer et d'avoir des ennuis.

Bienvenue dans la vie, les pensées, les passions de ceux qui aident, réconfortent, soignent et sauvent… Bienvenue aux urgences.

Introduction

Cri d'alarme

« Auparavant, l'encombrement des services d'urgences n'était évoqué qu'au moment de la grippe ou de la canicule. Désormais, nos services sont saturés en permanence. [...] Quand un seul médecin doit prendre en charge simultanément dix malades, le risque d'accident devient immense. Nous travaillons [...] en permanence sur le fil. »

Ce cri d'alarme a été lancé par quatorze chefs de service d'urgences des hôpitaux, sous la forme d'une tribune publiée dans le quotidien *Le Monde* le 16 janvier 2019[1].

---

1. Tribune parue dans *Le Monde* du 16 janvier 2019, signée par : Pr Philippe Juvin, chef de service des urgences, hôpital européen Georges-Pompidou (HEGP), Paris ; Dr Marie-Christine Ballester, chef de service des urgences, hôpital Foch, Suresnes ; Dr Sébastien Beaune, chef de service des urgences, hôpital Ambroise-Paré, Boulogne-Billancourt ; Pr Enrique Casalino, chef de service des urgences-SMUR, CHU Bichat, Paris et CHU Beaujon, Clichy ; Dr Arnaud Depil-Duval, chef de service des urgences, Centre hospitalier

Un mois auparavant, le 18 décembre 2018 au petit matin, une femme de 55 ans était retrouvée morte sur un brancard aux urgences de l'hôpital Lariboisière à Paris, où elle avait été admise la veille au soir. Emportée par une insuffisance respiratoire consécutive à une embolie pulmonaire après avoir été « oubliée » durant sept heures, parce que considérée comme absente, puis « en fugue », comme on dit à l'hôpital quand quelqu'un, enregistré par l'accueil, a quitté les lieux sans prévenir. Elle n'avait pas répondu à l'appel de son nom vers 1 heure du matin, sans que personne ait vraiment cherché à la retrouver dans le service.

L'enquête diligentée par l'Assistance publique-Hôpitaux de Paris (AP-HP) et l'Agence régionale de santé (ARS) a révélé des dysfonctionnements,

Eure-Seine, Évreux-Vernon ; Dr Benoît Doumenc, chef de service des urgences, CHU Cochin, Paris ; Pr Luc-Marie Joly, chef de service des urgences, CHU Rouen ; Pr Mehdi Khellaf, chef de service des urgences, CHU Henri-Mondor, Créteil ; Dr Catherine Le Gall, chef du service des urgences, centre hospitalier d'Argenteuil ; Pr Éric Roupie, chef de service des urgences-SAMU 14, CHU de Caen ; Pr Jeannot Schmidt, chef de pôle SAMU-SMUR-Urgences, CHU Clermont-Ferrand/CH de Riom ; Dr Mathias Wargon, chef de service des urgences-SMUR, CH de Saint-Denis, Seine-Saint-Denis ; Pr Éric Wiel, chef de service des urgences-SAMU du Nord, CHU de Lille ; Dr Caroline Zanker, chef de service des urgences, hôpital franco-britannique de Levallois.

notamment dans le protocole de surveillance des patients en attente d'un médecin, en soulignant un contexte où le service était saturé, avec une quarantaine de patients en attente en zone de soins à ce moment-là.

L'hôpital Lariboisière à Paris connaît la fréquentation des urgences la plus importante des hôpitaux de l'AP-HP – 85 000 passages par an – et, outre le médical, il reçoit aussi beaucoup de personnes en situation de précarité, de SDF, de toxicomanes. L'AP-HP souligne d'ailleurs que les équipes de ce service sont « régulièrement confrontées à la grande précarité et aux incivilités[1] ».

En mars 2018, à Rennes et Reims, deux femmes avaient succombé à un arrêt cardiaque aux urgences. Une fois encore, la saturation des services était mise en cause.

Aux urgences en France, le nombre de passages n'a cessé de croître : 7 millions en 1990, 8,5 millions en 1994, plus de 10 millions en 1998 et… plus de 20 millions vingt ans plus tard, alors que les personnels soulignent que le nombre d'urgences vitales, en revanche, reste stable. Depuis le début des années 2000, selon la Dress[2], le nombre de passages aux urgences a augmenté chaque année

1. Communiqué de l'AP-HP du 20 décembre 2018.

2. Direction de la recherche, des études, de l'évaluation et des statistiques (Dress, ministère de la Santé).

de 3,5 % en moyenne[1], quand le budget alloué aux hôpitaux progressait, lui, en moyenne de 2 % par an, parfois moins, alors que les dépenses étaient plus importantes[2]. Si l'on se fonde sur la seule période 1990-2001, le nombre de passages aux urgences des hôpitaux publics a connu un bon de 64 %, soit une progression annuelle de 4,6 %[3]. « Quelle entreprise, privée ou publique, prendrait 4 % ou 5 % d'activité en sus chaque année, sans augmenter les effectifs, sans augmenter les moyens ? Quelle entreprise ? Aucune », souligne un chef des urgences d'un grand hôpital du sud de la France.

Cette fréquentation exponentielle n'est donc pas nouvelle. Elle est constante depuis près de trente ans. Les « services d'urgences », en tant que tels, sont récents au regard de l'histoire de l'hôpital public. Les urgences, qu'on les appelle au départ « service de premier accueil » ou « service porte », avaient pour fonction essentielle, jusqu'à la fin des années 1960, de recevoir l'arrivée des grands accidentés de la route transportés par les SAMU ou les pompiers. Le 13 février 1965, une circulaire ministérielle définit pour la première fois

1. Chiffres de la Dress sur la période 1996-2015.

2. Statistiques de la Dress sur la période 2012-2017.

3. Circulaire de la Direction de l'hospitalisation et de l'organisation des soins (DHOS) du 16 avril 2003, « relative à la prise en charge des urgences ».

les contours de l'urgence, en dehors de la sécurité routière : « Les secours et les soins aux accidentés ne constituent qu'un des aspects de l'organisation sanitaire de l'urgence. Celle-ci doit en fait apparaître comme une entreprise d'assistance médicale immédiate à toute personne qui en a besoin, qu'elle se trouve dans la rue, dans un lieu public, à son travail ou à son domicile[1]. »

En 1972[2], une nouvelle circulaire vise à mieux organiser et coordonner la prise en charge des urgences vitales sur la voie publique et leur accueil par les établissements hospitaliers. La circulaire est encore très centrée sur la sécurité routière et vise à créer des SAMU en lien avec tous les hôpitaux, à mettre en place les moyens et les lieux pour les accueillir – les prémices des « urgences » –, former les ambulanciers et les équipes des structures mobiles d'urgences et de réanimation (SMUR, les ambulances des SAMU). On y lit que, « dans le monde entier, la médecine d'urgence tend à s'affirmer comme une branche particulière de l'organisation médicale ». Une « évolution [...] inéluctable, parce qu'elle correspond à des besoins profonds, d'ordre éthique, technique et économique ».

En fait, les urgences, depuis quarante ans, se

1. Circulaire du 13 février 1965, ministère de la Santé.

2. Circulaire du 19 juillet 1972 relative au service des urgences et transport sanitaire.

sont construites au coup par coup, en suivant les évolutions de la société, en première ligne, à la porte d'entrée de l'hôpital, dont elles sont un peu l'enfant terrible, celui qui alerte, qui accueille, qui proteste, qui désorganise. « Le sale gosse qui fait chier tout le monde », s'amuse un chef de service adjoint.

L'infirmière qui vous accueille à l'entrée va faire un premier « tri » du degré d'urgence du patient qui se présente, juste après l'agent au guichet qui demande la carte Vitale. Cette infirmière organisatrice de l'accueil (IOA)[1], son statut n'existe que depuis… 1991, la même année que l'inscription dans les textes de l'accueil de tous par les services d'urgences, qu'il s'agisse d'urgence vitale ou « ressentie » comme telle[2]. La reconnaissance officielle de la spécialité d'« urgentiste » ne date, elle, que de 2004.

Dès lors que ce service, ouvert sur l'extérieur, s'est structuré, organisé, modernisé, il a accompagné et pris de plein fouet l'impact des mutations de notre société. Le médecin de famille que l'on pouvait déranger à 23 heures, qui se rendait au chevet du malade, recevait sans rendez-vous, est en voie

---

1. Communément appelée aussi aujourd'hui infirmière d'accueil et d'orientation (IAO). Un lexique du jargon des urgences est disponible en fin d'ouvrage.
2. Circulaire du 14 mai 1991.

de disparition. Et les personnels des urgences, les « patients », le sont de moins en moins… patients ! « Les gens n'acceptent plus d'être malades. Pour des trucs bénins, saisonniers, il faut régler le problème tout de suite et leur donner le médicament qui va les guérir en vingt-quatre heures », ai-je entendu dans plusieurs services.

Puis, les urgences, c'est presque magique : aucune avance de frais. Il suffit de sortir la carte Vitale ! Et si l'on bénéficie également d'une mutuelle, la quasi-totalité du coût du passage aux urgences sera prise en charge sans bourse délier.

Pas besoin non plus de prendre rendez-vous dans un cabinet pour une radio, il y a tout le « plateau technique » sur place.

Pourtant, cela n'est pas gratuit pour la collectivité. Dans son rapport annuel de 2014 sur la Sécurité sociale, la Cour des comptes évaluait le coût moyen d'un passage aux urgences à 161,50 euros (contre 25 euros pour une consultation chez un généraliste en ville). La simple consultation aux urgences d'un médecin coûte le double d'une consultation à 25 euros chez un généraliste.

Absurde, donc.

Les urgences perpétuent aussi la mission d'accueil des antiques « hospices ». Des sans-abri viennent y dormir en sécurité et au chaud. Toute personne qui se présente en urgence vitale, même si elle ne bénéficie d'aucune couverture sociale, sera prise en charge. Une assistante sociale pourra même lancer un dossier d'ouverture de droits à l'aide médicale d'État (AME)[1] ou à la couverture maladie universelle (CMU)[2]. Il va d'une question d'humanité, mais aussi de responsabilité et de logique sanitaire en cas de maladie susceptible d'affecter d'autres personnes, voire de déclencher une épidémie.

C'est aussi l'endroit où arrivent les personnes âgées, amenées par les services de secours après une prise en charge à leur domicile sur appel, ou lorsque les établissements d'hébergement pour personnes âgées dépendantes (Ehpad) ne peuvent pas faire face à un problème médical, faute d'avoir un médecin de permanence ou une infirmière présente la nuit et le week-end. Les personnes âgées à l'hôpital, la société s'en est vraiment rendu compte lors de la canicule d'août 2003, lorsque le thermomètre taquinait les 40 degrés jour et nuit avec, finalement, 19 000 morts[3] directement liés à cette poussée

1. L'AME permet aux étrangers en situation irrégulière de bénéficier d'un accès aux soins.

2. La CMU existe depuis 1999 et permet aux personnes qui résident légalement en France, mais sont en situation de précarité et n'ont pas de couverture maladie, de bénéficier de la couverture maladie et de la prise en charge de santé de base couvertes par la Sécurité sociale.

3. Source : Inserm.

de fièvre de la météo estivale, essentiellement des personnes âgées.

Les urgences sont pourtant toujours sous-dotées et n'obtiennent des moyens qu'au coup par coup. Comme si l'on se contentait de réagir aux catastrophes successives sans jamais chercher à les anticiper.

Toujours, elles jouent un rôle de lanceur d'alerte. Qui a réveillé les politiques partis en vacances alors que cet épouvantable épisode caniculaire frappait la France ? Les urgences ! Et les coups de gueule à répétition de l'urgentiste Patrick Pelloux.

Ainsi, le 15 septembre 2003, un mois après la catastrophe, le ministère de la Santé accélère la sortie d'un grand « plan Urgences », étalé sur six ans (2004-2009), pour organiser les soins en amont et en aval des urgences. Et donner à ces services les moyens adéquats. Prévoyant une enveloppe de 60 millions d'euros pour les urgences dès 2004, avec une montée en charge sur trois ans à hauteur de 109 millions d'euros, il doit permettre de renforcer et mieux coordonner les services[1]. Dans le cadre de la réforme du troisième cycle des études de médecine, ce plan instaure également un stage d'un semestre dans les services d'urgences pour les internes. Et il crée, dès 2004, le diplôme d'études spécialisé complémentaire (DESC) qualifiant de

1. Source : plan Urgences, ministère de la Santé.

médecine d'urgence, déjà en préparation avant l'épisode caniculaire. Bref, la médecine d'urgence devient une spécialité médicale à part entière.

Ce plan tente aussi de casser la courbe exponentielle de la fréquentation des services et ambitionne de réorienter dès l'accueil à l'hôpital les personnes qui viennent pour une consultation simple vers les services de l'établissement les plus adaptés à leurs symptômes. Et ce, stipule le plan, « afin que les services d'urgences puissent se recentrer sur leur vocation première, la prise en charge des urgences avérées ».

Des préconisations sans effets, et des moyens qui vont bien vite être avalés par l'afflux.

En 2004, un an après l'annonce du plan, les urgences enregistrent 14 millions de passages, puis 15 millions en 2005… et l'escalade se poursuit…

En un peu plus de quarante ans, les urgences – ou plutôt ce qui en tenait lieu au début des années 1980 – seront passées des accidentés de la route à un ensemble comprenant en même temps la consultation relevant de la médecine de ville, les visites médicales de garde à vue, la mise à l'abri et l'hébergement quelques heures ou une nuit pour les SDF, la prise en charge des angoisses, l'ouverture de droits avec des assistantes sociales pour celles et ceux qui n'ont rien, l'accueil des personnes âgées dont personne ne peut ou ne veut s'occuper, la prise en charge de la décompensation d'une affection longue durée, ou une fin de vie qui se terminera en unité d'hospitalisation de courte durée (UHCD), ou post-urgence, alors que ces dispositifs avaient été pensés à l'origine pour de très courts séjours d'observation…

Toutes ces missions, les urgences doivent les accomplir, avec l'obligation absolue de ne pas « passer à côté » de l'urgence vitale qui se présenterait dans ce flux continu.

Et ce, alors qu'elles doivent aussi être capables de répondre à une mobilisation au pied levé en cas de catastrophe ou d'attentat.

Tout cela, en continuant à accueillir le tout-venant…

Et ce, 24 heures sur 24, sept jours sur sept, avec des salaires allant, en brut mensuel, du SMIC à 7 500 euros par mois[1]. Pour un temps de travail hebdomadaire pouvant dépasser les cinquante heures pour les professions médicales… La plupart de celles et ceux que j'ai rencontrés gagnaient moins de 4 000 euros par mois parmi les médecins urgentistes. Quant aux paramédicaux et personnels administratifs, ils sont bien en dessous de ces revenus. Par exemple, une IOA aux urgences pédiatriques, en poste depuis 2003, avec

1. Source : grille des salaires, échelonnement et rémunérations hospitalières. Les salaires bruts cités s'entendent sans les différentes primes qui peuvent s'y ajouter.

une spécialisation en puériculture depuis 2009, touche 2 400 euros net par mois, primes comprises.

Et pourtant, les personnels des urgences tiennent, au prix d'un épuisement professionnel, d'une souffrance, d'un burn-out qui semble les atteindre de plus en plus, même si aucune statistique officielle n'existe encore sur le sujet.

Il n'y a pas, à l'hôpital public, de décompte annuel des suicides comme cela existe désormais pour les policiers et les gendarmes. Et pourtant, certains, dans les hôpitaux, y perdent la santé, parfois la vie.

Cela peut devenir mission impossible et le risque – dans une société qui voudrait de plus en plus qu'il soit inexistant – devient bien réel. Les quatorze signataires de la tribune ne disent pas autre chose que cela : « Cette saturation [...] augmente considérablement les risques d'erreurs médicales et use les équipes » et, dans ce contexte de tension permanente, « ce qui est en jeu désormais, c'est la sécurité des patients ».

Au travers de ces mots, on comprend que le décès de Lariboisière, c'était chronique d'une catastrophe annoncée. Un terme entendu plusieurs fois dans la bouche des urgentistes pour évoquer les situations de surcharge.

Les signataires réclament une véritable régulation des urgences et un nouveau « plan Urgences », en plus du plan Santé annoncé par le gouvernement en septembre 2018 et dont les effets ne se feront sentir – s'ils se font sentir un jour ! – que dans plusieurs années.

En attendant, le système ne tient que grâce à la bonne volonté des professionnels.

Jusqu'à quand ?

1

Bobologie

Dans les rencontres avec les personnels des urgences, le temps que j'ai passé dans les services, il y a donc un trait commun : les patients seraient de plus en plus demandeurs, exigeants, agressifs aussi parfois. Alors, les Français « abusent-ils » des urgences ? Cette question, cette polémique même, revient de plus en plus souvent. Y compris dans la bouche des urgentistes.

Aubagne, printemps 2018. Cela fait vingt-cinq ans qu'elle est infirmière aux urgences, avec un petit passage par une activité libérale et des services de chirurgie thoracique.

Véronique, 49 ans, dit qu'elle en a marre, qu'elle est fatiguée. Des engueulades parce que tel ou tel service, en soirée, veut « piquer » une aide-soignante aux urgences pour nettoyer un bloc opératoire dans les étages. Des restrictions qui conduisent à commander des draps et des blouses « papier » qui se déchirent, et puis aussi, dit-elle, des patients.

« Les gens estiment que les urgences sont un service gratuit, et dû ! » dit-elle sans prendre de gants. Elle parle de son enfance, de cette époque où les urgences, on y allait pour des points de suture, une fracture, un risque vital, le cœur… « Maintenant, s'énerve-t-elle, les gens viennent aux urgences une fois qu'ils ont fini le boulot, parce qu'ils ne veulent pas attendre trois jours pour le rendez-vous chez le médecin traitant, ont le nez qui coule, mal à la tête ou au ventre, avec tout ce que cela génère d'attente, d'agressivité, de mauvaise humeur, de tensions. »

Au printemps 2018, le député La République en marche (LREM) Thomas Mesnier, par ailleurs médecin urgentiste à Angoulême, estimait dans un rapport remis à la ministre de la Santé Agnès Buzyn que 60 % des passages aux urgences se faisaient « faute de meilleure orientation et de pouvoir joindre [un médecin traitant][1] ».

Le débat est donc récurrent depuis plus de dix ans. Parce que de fait, et on le constate en y passant du temps, les urgences aujourd'hui font du médical, mais sont aussi dans bien des endroits un refuge pour ceux qui n'ont plus rien, les sans-domicile-fixe, les sans-papiers, les migrants,

1. Rapport parlementaire remis à la ministre de la Santé Agnès Buzyn le 22 mai 2018, et commandé par ses services en novembre 2017.

les mineurs isolés. Les urgences gèrent de l'anxiété et sont parfois tout simplement une porte d'entrée vers l'accès aux droits, comme à l'hôpital Delafontaine de Saint-Denis (Seine-Saint-Denis), où une assistante sociale assure des permanences les week-ends et jours fériés, lorsque les services administratifs sont fermés, compte tenu de la situation des patients qui arrivent aux urgences.

Le ras-le-bol, je l'ai surtout senti chez les jeunes titulaires ou les internes. Moins chez les seniors de plus de 40 ans. Ou les directeurs d'hôpital.

Christian, chef de service d'un grand CHU, est d'ailleurs un peu agacé. « La vision grand public ou série de l'"urgence-vocation", du soignant qui ne vit que pour ça, c'est une vision complètement fantasmée, c'est une fantasmagorie… », me lance-t-il un matin, installé dans un fauteuil de son bureau. « Les reportages bien nerveux où ça court dans tous les sens, où on sauve des vies toutes les cinq minutes, ce n'est pas la réalité. Mais je pense qu'il y a des gens qui ont fait urgences parce qu'ils ont eux-mêmes l'idée que le quotidien, ça allait être ça », juge-t-il avec sévérité.

Pour lui, ceux qui veulent de l'urgence vitale en permanence devraient s'orienter d'emblée vers un service de réanimation ou un SMUR. Sa vision à lui, c'est donc celle d'un service vraiment tourné vers l'accueil inconditionnel, mais aussi un service très formateur, où le médecin apprend les difficultés relationnelles avec les patients, tous les patients, voit tout, et apprend aussi à se débrouiller. « Aux urgences, dit-il, c'est l'infarctus ou la peine de cœur. Mais il y a quand même plus de peines de cœur que d'arrêts cardiaques. »

Et de poursuivre : « Il y a des gens qui ont embrassé la profession en se disant : "Moi aussi, je veux en être." Comme on veut entrer dans les ordres, et pourquoi pas, devenir pape. Mais c'est pas la réalité, ça. Il faut être honnête. Et c'est pour ça qu'il y a un vrai hiatus avec certains urgentistes qui disent : "Je suis urgentiste pour prendre en charge les urgences et ceux qui sont un peu malades, bah, ils n'ont qu'à attendre et on les verra si on est bien gentils." Sauf que leur poste est payé directement pour prendre en charge aussi deux tiers des patients, ou la moitié, qui ne relèvent pas du tout de l'urgence en tant que telle. Oui, il y a de la médecine générale dans un hôpital dans un service qui s'appelle "urgences". »

Une salle d'attente pleine, un soir tard de semaine. Il y a tous ceux qui vont attendre des heures, en fonction de la gravité de leur état. Et puis, il y a cette jeune femme claudicante, paniquée, choquée, les jambes en sang, qui arrive aidée par une autre personne qui crie : « Besoin d'aide ! Un médecin. » Elle a été renversée par une voiture à proximité de l'hôpital, sur un boulevard.

Alerte immédiatement donnée par l'agent d'accueil derrière sa vitre, la porte de la zone de soins s'ouvre tout de suite. Un urgentiste est là, qui leur fait signe de venir. La même scène se reproduira une heure plus tard, avec une adolescente en overdose, portée sur l'épaule d'un copain, inconsciente, sourire béat aux lèvres, tandis qu'une copine de la gamine pleure à ses côtés. L'urgence vitale est donc bien prise en compte. Les autres vont attendre en fonction de leur état.

Dans cet hôpital, j'ai aussi rencontré, une nuit, Frédéric et Sophie, un jeune couple en parfaite santé. Respectivement 26 et 28 ans. Ce soir-là, ils arrivent anxieux aux urgences. Elle est enceinte de quatre mois. Ils s'enregistrent et s'installent en salle d'attente. Ils ne vont patienter qu'une vingtaine de minutes. Mais cela nous laisse le temps de parler. Ils ont tous les deux l'air d'aller très bien. Elle est juste un peu angoissée, stressée. Elle a le cœur qui bat la chamade, ne se sent pas très bien. Il est 1 heure du matin lorsqu'elle entre en zone de soins. Lui l'attend à l'extérieur. On fume une cigarette avec un café en gobelet devant l'entrée des urgences. Il me parle de l'enfant à venir, il est heureux. Il vient de décrocher un CDI de cadre dans une grande entreprise. L'avenir semble leur sourire.

Sophie ressort une petite demi-heure plus tard. Tout va bien, elle n'a absolument rien, si ce n'est un peu de tachycardie, un petit stress peut-être lié à sa grossesse, à ce premier enfant. Elle avait besoin d'être rassurée, apaisée. Ils repartent heureux dans la nuit, sous les lumières des lampadaires, croisant un véhicule des pompiers qui se gare devant la zone patients couchés. Frédéric et Sophie n'auraient-ils pas dû se rendre aux urgences ? Qui va se permettre de juger ça, ou de faire la morale à ces futurs parents ?

Visiblement personne, lorsqu'on soumet ce genre de cas précis aux urgentistes. Qu'en dit le directeur général d'un grand CHU parisien ? « Les patients qui viennent aux urgences ont raison d'y venir. Et objectivement, quand on fait le bilan à la fin de la journée, parmi les 200 à 250 passages, combien auraient dû aller ailleurs ? En général, c'est proche de zéro. Parce que, même si on peut se dire que certains auraient mieux fait d'aller frapper à une autre porte, ce serait possible si le système leur avait proposé autre chose. Plus rapide, plus efficace. Sauf que le système ne propose pas autre chose, ou pas assez. C'est parce que le système dysfonctionne que les patients sont contraints d'aller aux urgences. Or, aujourd'hui, on dit exactement le contraire : les urgences sont un problème et les patients sont irresponsables parce qu'ils y vont pour des bobos quelconques. Globalement, ce n'est pas vrai. »

« La population a augmenté, le nombre de personnes âgées aussi avec l'allongement de l'espérance de vie, et l'offre de soins en ville comme les habitudes des patients ont changé », résume l'urgentiste Patrick Pelloux, président de l'Association des médecins urgentistes de France (AMUF), qui travaille actuellement au SAMU de Paris. « La fréquentation globale augmente, mais les urgences vitales, elles, restent stables. »

Côté offre de soins en médecine générale et ambulatoire de garde, l'évolution est constamment à la baisse depuis 2003, année à laquelle les astreintes obligatoires pour les médecins libéraux ont été supprimées au profit du volontariat pour s'inscrire sur les tableaux de permanence de soins ambulatoires (PDS-A). Chaque année depuis quinze ans, le Conseil national de l'Ordre des médecins (CNOM) publie un baromètre à ce sujet. Le dernier en date, rendu public en mars 2018, laisse apparaître une baisse de près de 60 % des territoires couverts en permanence de soins les soirs de semaine (1 579 en 2017 contre 3 770 en 2003).

« Pour certains départements, la situation est d'ores et déjà critique. Il s'agit principalement des départements qui rencontrent des problèmes pour assurer la continuité des soins pendant la journée. D'autres départements connaissent des situations moins préoccupantes, mais pourraient subir des dégradations importantes de leur dispositif de permanence des soins ambulatoires (PDSA) dans les années à venir. Il s'agit de certains départe-

…uels la démographie médicale … pour lesquels le maintien d'un … de permanence des soins ambu- … r la bonne volonté et le dévoue- ment d'un petit nombre de médecins », déplore le CNOM. Qui alerte année après année sur cette situation liée aux « effets délétères d'une diminution du nombre de médecins, au vieillissement des médecins assurant les gardes » et au « manque d'intérêt des jeunes diplômés pour l'exercice libéral ». Inquiétudes auxquelles s'ajoutent « les rémunérations des astreintes, jugées insuffisantes ». Et pour les zones très rurales, c'est pire puisque, selon le CNOM, le mouvement d'exode rural vers les centres urbains qui touche l'ensemble de la population n'épargne pas les jeunes médecins, qui sont de moins en moins enclins à s'installer loin des lieux de formation[1].

Les personnels des urgences ne disent pas autre chose. « Aujourd'hui, m'explique Christophe Prudhomme, porte-parole de l'AMUF et urgentiste en SAMU, le médecin libéral ne peut plus travailler seul. La somme des connaissances à avoir jusqu'à la fin des années 1970 faisait qu'un

1. « Enquête du Conseil national de l'Ordre des médecins sur l'état des lieux de la permanence des soins ambulatoires en médecine générale au 31 décembre 2017 », document publié en mars 2018.

médecin généraliste pouvait tout faire, y compris de l'aide opératoire au bloc quand son patient se faisait opérer. Aujourd'hui, ce n'est plus possible. La médecine à la papa, fondée sur des principes qui datent des années 1920, du siècle dernier, ça ne fonctionne plus. Les jeunes médecins veulent travailler dans les structures collectives avec des paramédicaux. Salariés. Et ne pas avoir à faire les comptes le soir pour gérer leur petite entreprise qui est un cabinet libéral. » « Il y a de moins en moins de médecins libéraux installés ou de médecins de famille, confirme un chef de service des urgences d'un hôpital du nord de Paris. Le médecin de famille tel qu'on l'a vécu, quand on était môme – une spécificité française d'ailleurs –, le toubib qui venait te voir dans ton lit quand tu étais gamin parce que tu avais de la fièvre, c'est fini. » Ce que disent le CNOM, notre urgentiste et notre chef de service, c'est une praticienne hospitalière d'un grand CHU du Sud-Est qui en résume l'impact : « À partir du moment où on travaille dans l'hôpital, on a une obligation de permanence de soins. C'est-à-dire que n'importe quel médecin a l'obligation d'assurer la permanence des soins. Mais en ville ce n'est pas obligé. Ils bossent, ils bossent beaucoup. Mais le médecin de famille 24 heures sur 24 et sept jours sur sept, c'est fini. La nouvelle génération veut avoir une vie. Et c'est normal de rentrer chez soi et de vouloir avoir une vie à l'extérieur de son cabinet. Mais, le soir, je ne vous raconte pas tout ce qui est tout d'un coup transféré à l'hôpital, et encore plus le vendredi, simplement parce que c'est le week-end. »

« Il manque un maillon entre la médecine de ville et les urgences », estime Patrick Pelloux. Le grand plan Santé du président de la République Emmanuel Macron et de la ministre de la Santé Agnès Buzyn, qui ambitionne notamment de recentrer les urgences sur les urgences « vitales », pourra-t-il contribuer à résoudre cette situation ? « C'est un bon principe. Mais, pour cela, il faut ouvrir des dispensaires en masse », dit Pelloux.

En amont, une médecine de ville dont l'organisation s'est profondément modifiée. En aval, des services où tout est programmé, et les lits pleins. Entre les deux, le 15 qui régule tout, urgence vitale ou pas, et la porte d'entrée des hôpitaux. « Là où ça énerve tout le monde, c'est que nous, on a une mission d'hospitaliser des gens si besoin de manière non programmée. Alors que les services, à cause de la T2A[1], ils doivent programmer l'occupation de

1. La tarification à l'activité (T2A) a été mise en place en 2004 dans le cadre du « plan Hôpital 2007 ». Elle vise à calculer les ressources des hôpitaux en fonction de leur activité réelle. Cela a induit des effets pervers, comme celui de multiplier les actes, et de préférence ceux qui coûtent cher, et donc rapportent le plus.

tous leurs lits. Et donc il y a deux flux de patients qui sont contradictoires. C'est-à-dire qu'il faudrait libérer des lits pour mes patients à moi, et eux ils ont programmé tous leurs patients, donc ça énerve tout le monde », dit un chef de service.

D'où le besoin, pour désengorger les urgences, d'avoir une vision d'ensemble, de l'amont à l'aval. Concernant l'aval, la direction de l'hôpital Bichat à Paris s'est lancée dans une expérimentation visant à libérer des lits dans les services. En clair, la direction de l'hôpital a évalué, en faisant le tour des services, que 30 % des patients hospitalisés un soir donné ne le sont qu'afin d'être sur place le lendemain à 7 heures pour des examens médicaux. Ils vont juste dormir sur place parce qu'ils habitent loin, par exemple, mais sans recevoir aucun soin. Pour ces patients-là, la direction a donc décidé de passer une convention avec une chaîne d'hôtel de quatre cents chambres, située à quelques centaines de mètres de l'hôpital, afin de les y loger pour la nuit. « Non seulement on libère des lits qui peuvent être utiles aux urgences, mais le coût est dix fois moindre que celui d'une nuit d'hospitalisation », assure la direction de l'hôpital.

En amont, il n'y a pas qu'un problème d'offre de soins en ville dont les médecins libéraux seraient responsables. Mais aussi des situations très diverses, complexes, qui dépendent de la sociologie locale. Les patients, dans leur globalité, ne seront pas forcément les mêmes dans une grande agglomération, dans une ville de taille moyenne ou en zone plus rurale. En Seine-Saint-Denis, par exemple, département à la fois le plus jeune et le plus pauvre de France : « Ici, dit ainsi une urgentiste de l'hôpital Avicenne de Bobigny, 40 % des personnes qui viennent nous voir n'ont pas de médecin traitant. Des patients pour lesquels les urgences, c'est le médecin traitant. »

Elle explique que l'hôpital prescrit parfois des examens en demandant aux patients de les apporter à leur médecin traitant. « En fait, quelques jours après, ils nous les rapportent pour qu'on les leur lise. » Et d'ajouter : « On ne renverra jamais quelqu'un en lui disant : "Allez voir votre médecin traitant." On fera de l'éducation, de la pédagogie, mais on ne refoule personne. »

Dans l'Allier, la problématique tournera plus autour de la prise en charge des personnes âgées.

Et puis, les personnels des urgences que j'ai rencontrés disent aussi qu'il y a une évolution générale de la société, où tout doit être immédiat, rapide, accessible, évolution qui n'épargne pas la santé, la médecine. « En fait, les gens ont pris l'habitude de venir aux urgences, constate simplement un urgentiste. Parce qu'on offre un plateau technique et qu'on est ouvert 24/24. » Et aussi parce que les gens ont souvent le sentiment que les urgences, c'est gratuit.

Lui, comme d'autres, parle de « consumérisme ». « Il y a un moment où il ne faut pas se voiler la face. Vous pouvez avoir n'importe quoi sur Amazon en vingt-quatre heures ! Pourquoi vous attendriez trois jours pour voir un médecin ? » S'ajoute à ce phénomène une inquiétude générale sur la santé. Très présent sur les réseaux sociaux, ce médecin urgentiste dit qu'il a des échanges avec des gens qui témoignent, par leurs questions, par leur attitude, d'une « société où on ne prend plus aucun risque. Ils viennent aux urgences pour vérifier que c'est pas grave. Ils ont un symptôme, fouillent sur Internet, tombent sur des horreurs, et viennent aux urgences pour vérifier que c'est pas grave. Ils sont très inquiets, veulent qu'on les soulage tout de suite de leur inquiétude. Et si jamais il y a besoin d'une radio, ils l'ont tout de suite. Mais, du coup, on a explosé notre activité ». Victor, 31 ans, urgentiste, ne dit pas autre chose : « Aujourd'hui, le patient vient demander de l'aide. Mais il rechigne quand ça ne lui plaît pas. Les médias, Internet, la connaissance virtuelle, tout cela lui donne, à tort souvent, l'impression de connaître mieux que le soignant. C'est : “Je connais mieux que toi ce que j'ai, mais je viens quand même te voir pour te demander si ce que je pense est bon…” » En région, dans le centre de la France, dans le département de l'Allier, le médecin-chef du service d'urgences d'un hôpital confirme le même phénomène. « L'urgence aujourd'hui, la population ne sait même pas ce que ça veut dire. C'est la santé en fait. Elle se consomme comme vous allez au supermarché. Vous voulez un produit, il vous le faut tout de suite. Et quand vous venez à l'hôpital, aux urgences, ce que vous attendez, c'est une prise en charge si possible de qualité, rapide et complète. Ce qu'on est en mesure d'offrir, mais au prix d'une dégradation de ce qu'on devrait faire. C'est-à-dire de l'urgence. L'urgence véritable aujourd'hui, à part en SMUR, on en fait très peu. »

« Les urgences doivent être redéfinies. C'est quoi aujourd'hui ? Service de soin non programmé », témoigne avec le sourire un autre urgentiste, chef de service dans un hôpital de province, plus au sud. Pour lui, cette situation ne changera plus. D'autant que « vous pouvez avoir des patients qui surévaluent leur maladie, et vous avez aussi l'inverse, beaucoup de patients qui sous-évaluent. Vous avez ceux qui sont dix fois par mois aux urgences, et vous avez ceux qui n'ont jamais été voir un médecin de leur vie. Il n'y a pas de juste milieu ».

D'où le risque de passer à côté de quelque chose. « On ne peut pas se le permettre, poursuit-il. Bon, les multirécidivistes, ceux qui viennent tout le temps pour rien, et il y en a, on les connaît maintenant qu'il y a les dossiers informatiques. On les voit venir et on fait attention à ne pas leur refaire la totale à chaque fois. On leur dit : “Vous êtes bien gentils, mais…” Mais pour tous ceux qu'on ne connaît pas et qu'on aurait envie de renvoyer chez eux en disant : “Il n'a rien”, c'est dangereux. Ça peut être dangereux de vouloir *a priori* catégoriser les gens sans les avoir examinés, interrogés à fond… »

Le plan Santé du gouvernement va-t-il changer quelque chose ? S'ils le trouvent bon dans certains de ses principes, les soignants sont dubitatifs quant à son application. La suppression du *numerus clausus* (qui limite le nombre de places en deuxième année de médecine) ? Pourquoi pas, mais entre la loi, ses décrets d'application et la durée des études, ses effets ne se feront sentir que dans une quinzaine d'années.

La création de 4 000 postes d'assistants médicaux, chargés d'accomplir à la place des médecins libéraux des tâches administratives, ou des examens basiques comme une prise de tension ? Le syndicat de médecins généralistes MG France rappelle qu'il y a 50 000 médecins généralistes en France, et parle de postes d'assistants « tellement dilués qu'on n'en trouve plus la matière ». Le syndicat qualifie même le plan Santé de « brillantine[1] ».

La création, d'ici à 2022, de 1 000 communautés professionnelles territoriales de santé (CPTS),

1. Communiqué de MG France du 24 septembre 2018.

équipes devant faire le lien entre la ville et les hôpitaux, afin que ces derniers ne gèrent plus que les urgences vitales ? Des « dispositifs fourre-tout imposés de haut[1] », réagit encore MG.

Le président de la Fédération des médecins de France (FMF) parle même de « plan de com' ». « Quand on voit les protocoles demandés par les agences régionales de santé pour monter une CPTS, les lourdeurs administratives, ça fait fuir tout le monde », me dit Jean-Paul Hamon, médecin généraliste. Et lui aussi, comme les personnels des urgences, souligne l'évolution de la demande des soins, de l'attitude des patients.

Jean-Paul Hamon a été à l'origine de l'ouverture d'une maison médicale de garde, à Clamart dans les Hauts-de-Seine, couvrant cette ville et sept communes alentour, pour des gardes médicales de 20 heures à minuit en semaine et de 9 heures à minuit le dimanche et les jours fériés. Sur appel du centre 15 qui régule, il est ainsi possible de s'y rendre en dehors des horaires d'ouverture des cabinets médicaux pour voir un médecin généraliste ou un dentiste. « Cette structure, on l'a lancée en 2004, et je l'avais dimensionnée en tablant sur 10 000 à 12 000 passages par an, sur la base de la fréquentation de mon cabinet. Résultat, on

1. *Ibid.*

ne dépasse pas les 4 000 parce que les urgences elles-mêmes ne sont pas régulées ! assure-t-il. Il y a des gens qui vont aux urgences sans appeler ni le 15 ni SOS Médecins avant, alors que la maison médicale est ouverte. »

Des structures de ce genre, la France en comptait 414 en 2014, selon le Conseil national de l'Ordre des médecins, couvrant 27,5 % des territoires de permanence de soins. Le CNOM, qui note qu'une « fréquente absence de pérennisation » décourage « les médecins promoteurs » de ce genre d'initiatives[1].

Alors ? Une urgentiste, un brin fataliste, dit : « La permanence des soins en ville, c'est une vraie question. C'est *la* question. Pour les adultes comme pour les enfants. Tout le monde vient aux urgences et je pense qu'on ne reviendra pas en arrière. Ou alors ce serait des années d'éducation, de reconversion d'apprentissage. Donc deux possibilités : soit on se dit qu'ils n'ont rien à faire là et on râle et on bougonne. Soit on se dit que, de toute façon, ils sont là et on se donne les moyens de bien faire les choses. Moi, je ne suis pas contre le fait que faire de la consultation relevant de la médecine de ville puisse aussi être notre boulot. Mais, dans ce cas-là, on organise les choses. C'est-à-dire qu'il y a un service d'urgences réellement pour les

1. Infographie 2014 du CNOM.

urgences. Et juste à côté, adossées à l'hôpital, des possibilités de consultation en bénéficiant du plateau technique du service public. Mais cela doit être deux choses bien à part dans la tête des gens, bien distinctes. »

2

En première ligne

« Non mais tu comprends pas ce que je te dis ? J'ai les douleurs dans la poitrine qui sont revenues ! » hurle le jeune homme en jogging, cheveux noirs plaqués par la gomina, campé sur ses deux jambes devant la vitre de l'accueil des urgences de cet hôpital de banlieue, au nord de Paris, exigeant de voir un médecin séance tenante. Aminata, agent d'accueil, lui a juste demandé une pièce d'identité et une carte Vitale pour son enregistrement. Et ça a tout de suite explosé.

Calmement, elle explique au type énervé qu'elle a besoin de l'enregistrer pour qu'il puisse s'installer en salle d'attente devant la porte de la zone de soins et du premier « triage », celui fait par les infirmières organisatrices de l'accueil (IOA). Peine perdue. Le gars passe maintenant aux insultes et refuse de donner ses papiers, hurlant qu'il était déjà présent plus tôt dans la nuit et que « ces cons » l'ont « relâché à 4 heures du matin », vocable laissant supposer la fréquentation d'un autre genre d'institution.

Aminata ne hausse pas le ton. Mais comprend qu'elle n'y arrivera pas seule. Elle décroche son téléphone, ce qui provoque l'apparition de deux malabars en tenue, pantalon et chemise noirs au sigle d'une société de sécurité privée. Le type se retrouve encadré. Une discussion s'engage. Et le ton redescend peu à peu… Il revient vers Aminata, ignorant la file d'attente, qu'il dépasse : « S'cuse-moi, m'dame. Je suis énervé. Je viens de me lever. J'ai pas pris ma douche, pas mon café. Et j'ai pas eu ma clope, alors… — Alors quoi ? » lui répond-elle.

Lui ne répond pas, semble s'être calmé, récupère ses documents après qu'Aminata en a fait des photocopies et remplit la fiche de transmission avec les vignettes, puis va s'installer sur une chaise en bois qui perd sa couleur, patinée par le temps et les millions de postérieurs qui s'y sont posés quelques minutes ou plusieurs heures.

Un peu plus tard, c'est Catherine, une IOA, qui le prend en charge. Pas le genre à se laisser impressionner, Catherine, quinze ans d'ancienneté et un caractère bien trempé. Elle travaille plus de quarante heures par semaine et gagne un peu plus de 2 000 euros net par mois. Des patients, elle en a vu passer. Et celui-là, elle le connaît. « On en a quelques-uns comme ça, lui c'est toutes les semaines. » Salle d'examen, le premier pour déterminer le degré d'urgence, avant d'être soit pris en charge immédiatement par un médecin, soit dirigé vers une seconde salle d'attente, en zone de soins.

Catherine se prépare à prendre les constantes du jeune homme, qui s'est installé sur une chaise et qui, en retirant sa veste de jogging, laisse tomber au sol une barrette de haschisch de bonne taille. « Monsieur, la drogue est interdite à l'hôpital », lui lance-t-elle sèchement, ce qui provoque en réponse, sur un ton ironique et bravache : « Oh, ça va, vous êtes pas un commissariat non plus. »

Aminata et Catherine constituent la première ligne des urgences. Aminata comme agent administratif d'accueil, Catherine comme IOA. Dans certains hôpitaux, les agents administratifs et les IOA travaillent ensemble dans ce bocal fermé par un guichet vitré devant lequel défilent les arrivants. Des questions, toujours les mêmes : « Auriez-vous une carte Vitale et une pièce d'identité ? », « Qu'est-ce qui vous arrive ? », « Avez-vous le numéro d'une personne qu'on puisse prévenir éventuellement si besoin ? » Avec des réponses aussi multiples, aussi variées que le sont les situations de celles et ceux qui, en quelques minutes, et pour quelques heures ou quelques jours, s'apprêtent à endosser le statut de patients : « Bonjour, je voudrais voir un médecin, je n'arrive plus à bander depuis trois jours », « Bonjour, j'ai avalé un cure-dents », « Bonjour, j'ai mal à la gorge », « Bonjour, c'est pour le petit, il a de la fièvre. » « Pourquoi vous voulez une pièce d'identité ? Vous êtes de la police ? » Voilà pour les personnes qui arrivent d'elles-mêmes, à pied. Derrière la vitre, on enregistre, on imprime une fiche patient qui le suivra tout au long de son séjour dans le service, avec une plaquette d'étiquettes à code-barres. Derrière la vitre, dans ce petit bureau-cabine, il y a au mur une affichette sur laquelle sont inscrits les numéros de plusieurs postes, résumant tout ce qui peut arriver en première ligne, qui, le cas échéant donne l'alerte : Sécurité, Incendie, Arrêt cardiaque nourrisson, Arrêt cardiaque adulte et enfant…

Et puis, il y a aussi toutes les arrivées en ambulance privée, avec le SMUR[1], avec les pompiers. Souvent, dans les relations entre la première ligne et ces ambulances rouges ou blanches qui constituent l'interface avec l'extérieur, tout le monde se connaît, se tutoie, plaisante parfois.

« Moi, j'aime beaucoup être au poste d'IOA, dit Catherine. C'est la première ligne paramédicale. L'accueil, c'est super-important. Il y a l'enregistrement administratif, après ils attendent, et juste derrière, il y a l'IOA. Souvent, ils commencent un peu à déballer toute leur histoire à l'agent administratif, qui dit : "Stop, vous raconterez tout

1. Structure mobile d'urgence et de réanimation, les ambulances du SAMU.

à ma collègue après." » À l'infirmière ensuite de poser les bonnes questions et d'avoir les bonnes informations, cruciales pour la suite. Exemple avec les services d'urgences pédiatriques. Un enfant arrive avec ses parents, qui expliquent qu'il a des vomissements. Catherine va alors demander si l'enfant a fait une chute, est tombé sur la tête. « Si oui, c'est pas pareil. Et du coup le chemin ne va pas être tout à fait le même. C'est pour ça qu'il faut être super-alerte et très concentrée pour ne pas passer à côté de quelque chose. » Et d'ajouter : « Il y a un référentiel qui a été écrit par les urgentistes, justement sur le rôle de l'IOA. Où, normalement, il faudrait entre trois et quatre minutes pour dire : "Cet enfant, c'est l'urgence vitale", ou "Il peut attendre trente minutes", ou "Il peut attendre deux heures". »

« Mais il n'y a pas que le médical », précise Aminata, qui souligne la fonction essentielle de l'agent administratif. Outre enregistrer un patient, son rôle sera également d'orienter ceux qui contestent une facture, y compris d'un service spécialisé qui n'a rien à voir avec les urgences, de diriger vers une assistante sociale celles et ceux qui n'ont ni carte Vitale, ni pièce d'identité, pour procéder à une ouverture de droits à la couverture maladie universelle (CMU) ou à l'aide médicale d'état (AME) pour les étrangers sans papiers, et répondre sans s'énerver à ceux qui viennent demander un renseignement, cherchent leur chemin. Il y a les gentils, les compréhensifs, ceux qui sont au bord de l'arrêt cardiaque, sur le point de s'écrouler devant le guichet, et pour lesquels la porte de la zone de soins va s'ouvrir sur un simple appel sans passer par la case « salle d'attente »... Mais aussi les casse-pieds, les râleurs... « C'est d'ailleurs souvent ceux qui viennent pour pas grand-chose qui râlent le plus. Et il suffit qu'il y en ait un qui rouspète dans une file d'attente pour que tout le monde s'y mette », assure en rigolant Éliane, 49 ans, une autre infirmière d'accueil.

Elle non plus ne se laisse pas facilement marcher sur les pieds, dit qu'il faut avoir l'œil, le bon, et poser les bonnes questions, avoir ce petit truc professionnel qui s'installe au fil des années et fait qu'« on finit par détecter les réelles urgences, et la bobologie ». Mais elle ajoute que c'est parfois compliqué à gérer. Parce qu'il arrive que, dans une salle d'attente, où le temps peut être long, certaines personnes « ne comprennent pas pourquoi ça fait trois heures et demie qu'elles sont là, et pourquoi le monsieur de 70 ans qui vient d'arriver en dernier avec une forte douleur thoracique, on va le prendre en premier. Alors que c'est tout simplement parce qu'il est peut-être en train de faire un infarctus et que c'est plus grave que la petite douleur abdominale. Ça, les gens ne le comprennent pas. Et à ce moment-là, il arrive qu'on soit face à une agressivité et à une violence qui nous dépassent ».

Et puis, il y a ceux qui « pètent les plombs », relèvent de la psychiatrie et peuvent aller jusqu'à la violence physique.

« Attention, patient à risque, toxicomane sous crack. » Le pompier qui vient de déposer aux urgences de l'hôpital Bichat, à Paris, le jeune homme maigre et sale, sans domicile fixe, très agité, récupéré sur la voie publique le front en sang après une bagarre, a glissé ces quelques mots discrètement à l'infirmière d'accueil. L'homme va être examiné par un médecin. Les pompiers restent à ses côtés, le temps que les urgences de l'hôpital prennent le relais.

Le garçon tourne en rond comme un fauve en cage, puis pique du nez, appuyé contre un mur, avant de se redresser violemment et de bouger dans tous les sens en faisant les cent pas. Tout son corps dégage un stress intense. Il trouve que c'est long, commence à invectiver les pompiers, qui restent stoïques, avec un débit de parole ressemblant à celui d'un homme complètement ivre. Il traîne avec lui une petite valise, les affaires d'une vie. Il raconte sa défonce, les cocktails qu'il sniffe, s'injecte ou avale. Il dit ça avec une certaine fierté, comme s'il exposait des trophées. Un pompier laisse échapper un rire et lui dit sur le ton de la plaisanterie : « La base, quoi ! » Ses collègues rigolent. Le type prend ça très mal et s'énerve. Devant la vitre, dans ce hall d'accueil où attendent aussi pas mal de personnes âgées somnolentes sur des brancards roulants, son visage se crispe. Il crie, il gueule plutôt, de sa voix pâteuse et éraillée : « Ah putain ! Mais moi je reviens avec une kalach, et je vous bute tous. » Les pompiers ne bronchent pas, le type retombe dans une sorte de torpeur et s'affaisse le long du mur. Les infirmières semblent habituées, c'est presque banal. Le toxicomane est accueilli en zone de soins. À part son addiction, il n'a rien, juste une blessure qui ne nécessite même pas de points de suture. Au bout d'une heure, il sera dehors.

La nuit commence à tomber sur Paris, assez tôt en cette fin d'hiver. La salle d'attente des patients arrivés par eux-mêmes, située à l'opposé de la rampe patients couchés, de l'autre côté de la vitre, est pleine. Et c'est là, dans cette grande pièce où est allumée un téléviseur au son coupé que personne ne regarde, pas très loin des distributeurs qui proposent mauvais café, soda et divers en-cas – à la fois du cholestérol et du diabète, rigole un médecin –, que le toxico fait sa réapparition.

« J'veux voir un médecin, lance-t-il à la jeune infirmière blonde installée derrière la vitre.
— Monsieur, vous étiez là il y a une heure. Si vous voulez à nouveau être pris en charge, c'est possible, mais il va falloir patienter, comme tout

le monde. » Le jeune gars, qui semble encore plus défoncé et énervé qu'auparavant, se pose dans un coin, pique du nez, avant de se redresser d'un bond et de foncer vers la vitre, contre laquelle il tambourine violemment. « Laisse-moi entrer, je veux voir un médecin. » La fille a juste un peu sursauté. « Monsieur, il faut vous calmer », dit-elle d'une voix posée, un peu étouffée par l'épaisseur de la vitre. L'autre, en face, fulminant, retourne dans son coin et revient d'un pas rapide. Il hurle en frappant à nouveau le carreau : « Espèce de salope. T'as de la chance qu'il y ait la vitre parce que moi je reviens avec un couteau et direct je t'égorge. Moi, j'm'en fous, la taule, je connais, ça me fait pas peur. » Et va se rasseoir.

Derrière la baie vitrée, la jeune infirmière n'a pas bronché, n'a pas changé d'expression. Toujours aussi calme, affable, elle décroche son téléphone, et deux vigiles habillés de noir arrivent, dont l'un a un talkie-walkie à la main. Calmement, mais avec une assurance qui ne peut souffrir aucune contestation, ils s'approchent du jeune toxicomane : « Monsieur, il y a un problème ? » L'autre lève les yeux : « Nan, nan, y'a pas de problème », lâche-t-il d'une voix éteinte, d'un ton renfrogné, avant d'être raccompagné sous bonne garde à l'extérieur.

Des scènes comme celle-là, Aminata, l'agent administratif d'accueil, dit qu'elle connaît par cœur, et qu'en huit ans de poste, huit ans à œuvrer sept à douze heures par jour pour à peine 1 800 euros net par mois, elle en a « vu un paquet ». « Au début, ce boulot, c'était dur, très dur franchement. Maintenant, je ne vais pas dire que j'ai l'habitude, mais c'est comme si c'était normal pour moi. » Elle explique qu'il faut apprendre à avoir du sang-froid, à relativiser, à ne pas prendre ce qu'on entend pour soi. Mais, parfois, ça craque, sous les insultes, le manque de respect. « Je finis par répondre : "Est-ce que vous dites ça à votre mère, à votre sœur ? Est-ce que vous parlez comme ça à votre femme ?" »

Ce personnel d'accueil, cette première ligne indispensable au fonctionnement des services d'urgences, souffre aussi d'une grande solitude. Les reportages sur l'hôpital se focalisent essentiellement sur les soignants, les urgentistes, les super-toubibs des SAMU et des SMUR, l'adrénaline, mais jamais on n'y voit les petites mains de l'accueil. Alors que tout part de là. « Si ça commence mal ici, ça va finir mal plus loin aussi. Si ça commence bien ici, pas de problème. Et d'ailleurs, on prévient quand on a quelqu'un d'un peu spécial. On prévient l'infirmière : "Attention, ce patient est un peu...", dit Aminata. Mais on ne parle jamais de nous. Pourtant, on voit passer des trucs, des fois je me dis : "C'est pas possible, c'est un film." »

Ce personnel se sent délaissé à l'intérieur même de l'hôpital, comme elle l'explique : « Lorsqu'on a des cas de violences, parfois graves, il n'y a personne de la direction qui vient nous voir après. On sauve même des vies. Ça m'est arrivé de sortir de mon guichet, pour aller chercher quelqu'un en train de faire un malaise cardiaque devant la porte, alors que ni moi ni mes collègues ne sommes médecins ou infirmières. Et pourtant, on n'a jamais de remerciements, de soutien en interne. On aimerait que la direction vienne nous dire : "Je sais que c'est difficile, ce que vous faites." Rien du tout. Nos chefs nous remontent un peu le moral, mais la direction… Rien. Pourtant, ça nous remonterait le moral. »

Aminata dit qu'il faudrait faire des groupes de parole, régulièrement, avec un psy, pour ne pas avoir à garder des choses dans la tête, des trucs qui minent.

Certains agents d'accueil reçoivent une formation. Comme Aminata et sa collègue Denise. Mais toutes les deux disent que ça ne correspond pas à la réalité du terrain. « On nous dit de canaliser notre stress ou d'éviter de répondre aux insultes. Après, en fait, ça dépend de la personne, et c'est parfois difficile de ne pas répondre », dit Denise, installée au guichet à côté d'Aminata. À sa droite, une des parties de la vitre a été recouverte de carton dans l'attente d'une réparation. On l'interroge. « Ah ça, répond Aminata, c'est le résultat d'un jet de bouteille de bière… »

Les deux femmes adorent leur métier. Pour le « contact avec les gens », explique dans un sourire Denise, cette jolie métisse aux cheveux noirs, mère de deux enfants en bas âge. Elle dit qu'elle arrive à se contrôler grâce à un naturel plutôt enjoué et un caractère assez calme. Pourtant, l'obligation de basculer de son rôle à l'accueil des urgences à celui de mère de famille est parfois compliquée lorsque les journées sont trop dures. « Ça m'arrive de m'énerver contre mes enfants. Mais je redescends vite et je me dis qu'il ne faut pas que je leur mette ça sur le dos. Le stress, les nerfs, le fait de devoir me contenir toute la journée. Au bout de sept heures et demie de travail comme ça, on n'a plus la patience. »

Denise raconte que, lorsque les enfants sont chez leur père, il lui arrive de rentrer chez elle en tombant de fatigue, de prendre un bain et d'aller dormir, « parfois sans même manger ».

Aminata, de son côté, est mariée et mère d'un petit garçon de 4 ans, elle dit arriver assez facilement à faire la part des choses. « La maison, c'est la maison, le boulot, c'est le boulot. Je n'en parle pas chez moi. Je ne ramène rien. »

Pourtant, tout ne se passe pas mal, loin de là. Mais ce sont les moments difficiles, voire terribles à gérer, qui marquent et restent le plus dans la tête. « C'est vrai, parce qu'il y a aussi des gens qui sont sympas, vraiment, qui vous remercient, qui vous envoient des fleurs, des chocolats… Mais il y a tellement d'agressifs qu'on oublie », dit Aminata.

La violence, elle peut parfois prendre une ampleur inattendue. C'est ici qu'on comprend le « C'est pas possible, c'est un film ». Comme ce jour de 2016, dans cet hôpital de la banlieue nord de Paris. Un jeune homme affolé, en sueur, visiblement complètement paniqué, franchit la porte des urgences et appelle au secours devant la vitre de l'accueil. En fait, il est poursuivi par un groupe rival, armé, qui, dit-il, veut sa peau. Aminata sans réfléchir, « par réflexe », dit-elle aujourd'hui, sort de son bocal verrouillé et met la personne à l'abri dans le PC sécurité. « L'un des agresseurs, qui arrivait juste derrière, m'a vue faire », explique-t-elle, la voix encore teintée d'émotion, un an et demi après les faits. Ce geste banal de protection est en effet considéré comme de la complicité par les poursuivants. L'agresseur lui lance : « Tu veux protéger l'autre ? » Le soir même, une bande attend Aminata à l'extérieur, au point qu'il faut avertir la direction de l'hôpital, prévenir la police et la raccompagner chez elle sous protection. « Cette affaire m'a vraiment touchée, traumatisée même. En plus, le lendemain, ils sont revenus. Après, tu passes des semaines à te demander s'ils ne vont pas chercher ton identité, ton adresse. Tu passes ton temps sur tes gardes, à regarder autour de toi, par-dessus ton épaule… »

Et puis, il y a aussi le travail de nuit, de 21 h 30 à 7 heures. Ici, soit c'est le calme plat, soit c'est « l'enfer ». Impossible de prévoir si les heures vont s'étirer au point que les agents finissent par s'ennuyer, ou si ça va défiler. Et là, « vous avez tout ce qui est sorties de boîtes, personnes alcoolisées, bagarres, suicides. Je me plains du jour, mais la nuit c'est... J'ai déjà eu des blessés par balles. Il y a eu un patient avec les boyaux complètement... », lâche Denise, sans parvenir à trouver les mots. Puis elle se reprend : « Le mec avait été éventré. »

Aminata renchérit, se remémore aussi des blessés par balles, qui arrivent seuls « ou déposés dans le sas par leurs copains qui se barrent aussitôt après ». La procédure est systématiquement la même : prise en charge immédiate et appel de la police.

Autre hôpital, à Bobigny. Il y a Christine à l'accueil des urgences. Elle n'est pas très éloignée de la retraite et a tourné dans différents hôpitaux. « Des fois, face à certains publics, il faut savoir se dire : "Allez, on joue une pièce de théâtre." » Ses années d'expérience, sa patience, font qu'elle arrive à gérer, à ne pas s'énerver au travail, même dans les situations compliquées. « Plus la personne est agressive, plus je laisse glisser. Plus je suis dans le : "Mais bien sûr, monsieur, d'accord, merci, au revoir." »

Mais on n'est pas toujours au top. Il y a des moments plus compliqués, plus durs que d'autres, quand la limite personnelle est atteinte. « Et là, je passe la main, dit-elle. Quand vraiment il y a un trop-plein, une fatigue, trop de choses, je passe la main. Quand tu finis une journée en tremblant, aux bords des larmes, parce qu'un comportement agressif t'a touché plus qu'à un autre moment. Tu ne sais pas pourquoi, mais c'est comme ça. Et c'est pour ça qu'il faut un travail d'équipe aux urgences. »

Ce travail d'équipe, elle estime qu'il est nécessaire pour ne pas s'enfoncer. Un peu en écho à la demande d'écoute, de parole avec des psys exprimée par Aminata. Christine évoque la « véritable souffrance » qui peut venir si l'on n'est pas soutenu par l'institution.

Au-delà des gens désagréables qui peuvent se présenter de temps à autre, il y a aussi la difficulté du travail en soi. C'est un poste particulier qui consiste à être sollicité en permanence durant sept à dix heures, voire douze, à être en première ligne sur l'anxiété, l'angoisse, la mauvaise humeur, avec la responsabilité lourde de devoir constituer un dossier administratif impeccable pour éviter perte de temps et mauvaise orientation aux patients par la suite. Christine résume tout cela ainsi : le bruit, les gens, le téléphone. Et c'est vrai que le téléphone sonne sans arrêt, en cette belle journée ensoleillée de septembre, avec les infirmières d'accueil qui passent et les conversations entrecoupées d'échanges et de conseils au sujet de patients. « Il faut penser aux fibres, aux soupes, explique une urgentiste à une infirmière. En plus, comme elle ne marche pas beaucoup, cette dame, c'est compliqué. » Mais, son travail, Christine l'adore toujours autant. Je fais de l'administratif, mais dans le social. « En fait, réfléchit-elle, si je devais recommencer ma vie, je pense que je serais assistante sociale ou psychologue. »

Et pourtant, Christine dit aujourd'hui qu'elle est fatiguée, usée, que les gens sont de plus en plus agressifs, qu'elle a l'impression que tout est permis et que c'est le public, de l'autre côté de la vitre, « qui commande. On vous pose une question, vous répondez, ça ne convient pas… On vous demande un renseignement, vous répondez, ça ne convient pas. Les gens exigent : "Je veux que vous inscriviez ça." Et si vous ne le faites pas, c'est : "Votre nom s'il vous plaît, je vais aller voir la direction" ».

Et pourtant, elles tiennent. Mais jusqu'à quand ? À force d'incivilités, de pression, de fatigue, de stress, qui les remplacera quand elles partiront en retraite ou quand elles jetteront l'éponge ?

Qui pour aller en première ligne ? Qui pour aller au feu ?

Un jour, prédisent-elles, l'hôpital finira par avoir du mal à recruter.

3

Vingt-quatre heures

« Bonjour, pourquoi vous nous envoyez un mort ? » Mustapha ne décolère pas. Le médecin coordinateur enrage contre son interlocuteur. Au bout du fil, la direction d'une clinique. Le vieux est arrivé avec une ambulance d'une société privée. Les deux ambulanciers semblaient bien pressés de repartir et de laisser à l'accueil des urgences ce papy inerte sur son brancard roulant. Les IOA et une interne ont tout de suite vu que quelque chose clochait. Pas de pouls, une respiration au point mort. Un vieil homme de 85 ans passés, visiblement décédé d'une « longue maladie », comme on dit. Puis prestement largué aux urgences. Peut-être pour ne pas avoir à faire le constat de décès, l'annonce de la mort, les démarches. Mustapha appelle la famille, explique que le père est arrivé déjà mort aux urgences, qu'il n'a donc pas passé l'arme à gauche dans le service, mais que celui-ci est prêt à faire les démarches et la déclaration pour éviter des tracasseries supplémentaires. Au bout du fil, on acquiesce. Mustapha raccroche et laisse éclater sa colère contre cette clinique. « On est vraiment les poubelles de la société ! » enrage-t-il.

À quelques mètres, au cœur du service, en zone de soins, il y a le bureau des praticiens hospitaliers et des internes. Un bureau tout en longueur, avec des ordinateurs. À côté, les infirmières. Se déplacer dans cet espace rempli d'ordinateurs grâce auxquels on peut avoir accès au tableau informatique des urgences, véritable plan sur lequel figure des « étiquettes patients » et leur localisation en temps réel dans le service, est un peu compliqué. C'est serré. À l'entrée de ce bureau, situé entre une salle d'examen et le « déchocage[1] », il y a une poubelle à sac jaune pour les compresses et autres déchets de matériel médical, qu'on ouvre avec le pied, grâce à une pédale. Les heures passant, une tenace odeur d'urine s'en dégage, ce qui ne semble pas gêner outre mesure le personnel soignant, tellement habitué à pire.

Salle de premier examen. Celle où les patients sont appelés après leur enregistrement par l'accueil administratif. C'est dans cette pièce que les arrivants s'installent sur une chaise pour expliquer ce qu'ils ont ou entrent allongés sur le brancard roulant. Prise de température, pouls, auscultation

1. La salle de déchocage est une salle médicalisée où l'on place un patient en urgence vitale sous contrôle permanent.

avec le stéthoscope. Une interne installée devant un bureau métallique remplit le dossier en interrogeant la patiente. Ici, une étudiante de 24 ans qui explique venir pour une angine. L'interne lui demande quelques explications supplémentaires. En fait, l'étudiante est pressée. Elle est allée voir son médecin traitant, qui lui a diagnostiqué une angine bactérienne et prescrit un antibiotique. Mais, comme elle trouvait que ça n'allait pas assez vite, elle est allée dans un premier service d'urgences au bout de vingt-quatre heures. A réussi à se faire prescrire un autre traitement. Là, elle vient juste voir un deuxième service d'urgences, après vingt-quatre heures de plus, parce qu'elle a toujours mal à la gorge.

« Vous savez que vous êtes aux urgences, là ? » lui demande l'interne. Avant d'expliquer, avec toute la pédagogie possible, qu'une angine ne disparaît pas sur un claquement de doigts en quarante-huit heures… L'étudiante repartira avec la consigne de poursuivre son traitement et d'être un peu plus… patiente.

« C'est le mal de notre époque. Les gens n'acceptent plus d'être malades, même pour des trucs bénins, pas plus qu'ils ne supportent d'attendre. Il faut qu'on leur donne un médicament et que ce soit réglé tout de suite », m'explique l'interne en soupirant.

Dans cette salle, la matinée s'écoule ainsi, avec

son lot de « bobologie », relevant essentiellement d'une consultation qui pourrait avoir lieu dans le cabinet d'un médecin généraliste : infection urinaire, rhume, angoisse, homme de 40 ans qui vient directement aux urgences inquiet en expliquant que cela fait trois jours qu'il « n'arrive plus à bander »…

Et puis, les arrivées avec les pompiers, comme cet homme de 73 ans, à qui il faudra faire passer une radio et un scanner, après un accident de trottinette électrique – de plus en plus fréquents, disent les urgentistes, avec ces engins qui peuvent atteindre les 30 kilomètres à l'heure.

Tout à coup, l'ambiance se tend dans le service. Une vieille dame arrive en salle d'accueil des urgences vitales (SAUV), la salle de déchocage, la tête en sang. Elle faisait la queue à la cafétéria de l'hôpital pour acheter un journal et s'est brusquement fait « fracasser le crâne » par un type, une barre à la main. En fait un fou, qui a commencé à taper dans le centre commercial d'à côté, avant de se rendre à l'hôpital et d'agresser d'autres personnes. Il est encore ici, mais, dans le service, personne ne sait trop où. On croise trois policiers qui courent dans le couloir, entre les box et les brancards. Le type sera finalement attrapé et ceinturé. Quelques heures plus tard, il réintégrera l'hôpital psychiatrique d'où il était sorti une semaine auparavant. Le calme revient très vite.

Dans la SAUV, la vieille dame, sous calmants, dort, la tête enveloppée dans un gros bandage. Son mari est arrivé. Installé sur une chaise à côté d'elle, il lui tient la main. À quelques mètres, deux jeunes internes discutent d'un autre patient, le dossier ouvert sur un module à roulettes. Au centre de la pièce, un gardé à vue, diabétique, est venu pour un examen. Il mange une blanquette de veau en barquette fournie par l'hôpital en attendant les résultats. Il est encadré par deux flics en uniforme, debout à ses côtés. L'un a un fusil d'assaut sur le torse. Médecins, infirmiers, aides-soignants vaquent à leurs occupations comme si de rien n'était.

La porte ouverte du bureau des médecins donne sur la SAUV et offre une vue sur cette scène générale qui, pour un visiteur de passage, peut sembler surréaliste. J'interroge un toubib, qui lève les yeux de son compte rendu, me jette un œil et me dit : « Oh, ça ? Bah, c'est assez banal en fait. On a l'habitude. »

Plus tard, un flic me parlera des « gardes à vue à l'hôpital ». Il y a les détenus qui sont atteints d'une maladie chronique déjà diagnostiquée et qui nécessite parfois des examens et des soins appropriés. Mais il me dit aussi que de plus en plus de visites médicales de gardés à vue – les prévenus y ont droit au même titre que le fait de contacter son avocat et un proche – se font aux urgences, faute de médecins libéraux disponibles. Donc, là encore, tout finit aux urgences.

15 heures. Un vieil homme, conscient, barbe et cheveux blancs, arrive en salle d'examen sur un brancard, avec les pompiers. Il a fait un malaise chez lui. On ne sait pas trop ce qu'il a. Il va falloir faire des examens. Les infirmières lui demandent son nom. « Dieu », répond le vieux monsieur en souriant. Les IOA se regardent. « C'est vrai ? » Eh oui, c'est vrai. Dans le service, ça va leur faire la fin de l'après-midi. « Où est Dieu ? demande un médecin à la cantonade. — Il est au scanner », répond une voix riante dans le couloir.

Devant l'entrée, à l'extérieur, un homme aux cheveux longs, un peu titubant, interpelle un groupe d'aides-soignants et d'infirmiers qui font une pause café-clope. « Docteur, docteur ! » L'un d'entre eux se retourne. L'autre montre un œil droit fermé et boursouflé. On y décèle des traces de dents. « Docteur, qu'est-ce que je peux faire pour mon œil ? — Enregistrez-vous à l'accueil et vous pourrez voir un médecin, lui répond l'un des paramédicaux. — Ah, mais c'est déjà fait ! Je suis en salle d'attente. Pas grave. Je voulais savoir si je pouvais mettre un truc dessus. Avec ma meuf, on s'est disputés. C'est elle qui m'a mordu… »

Les heures s'écoulent, le jour finissant va bientôt laisser place à la nuit. C'est l'heure des « trans », pour « transmissions ». L'heure de faire le point sur les patients arrivés depuis midi dans le service, au sein de l'équipe réunie dans un bureau à côté de la salle de déchocage, avec le chef de service, les médecins seniors qui chapeautent les internes et ces derniers. « Alors, qu'est-ce que tu as, Karim ? » lance le chef de service, alias « docteur House », à un jeune interne un peu effacé et timide. « J'ai un jeune garçon de 19 ans, avec une grosseur douloureuse au ventre, il est accompagné par sa mère qui s'inquiète et dit qu'il n'a plus ni gaz ni matière depuis une semaine. — Ni matière ni gaz depuis une semaine ? répond docteur House, incrédule. — C'est ce que dit la maman », répond Karim, qui sent venir la réplique mi-sévère, mi-moqueuse.

Et ça ne loupe pas. « Ni matière ni gaz depuis une semaine ! Bah, il est mort, ton patient, en fait ! » Rires autour de la table. Karim se renfrogne, un peu vexé. « Et il dit quoi ? poursuit House. — Bah, rien, c'est la maman qui parle », répond Karim qui se tasse de plus en plus sur sa chaise, face au chef de service qui lui lance très sérieusement : « Karim, c'est pas la mère qui m'intéresse, c'est lui. Karim, à 19 ans, ta mère, elle allait voir ce qui se passait dans ton slip ? » Nouveaux rires autour de la table, tandis que l'interne, rougissant, répond par la négative. Coup du plat de la main de House sur la table. « Bon, tu me fais sortir la mère et tu l'interroges lui, seul, parce que c'est lui qui sait. Et puis tu l'envoies au scan, je veux savoir ce qui se passe dans son ventre. »

Le cas suivant concerne un gars qui a avalé un cure-dents. Et House, qui remarque : « Ça, c'est la dernière mode. Les gars qui mâchonnent le cure-dents qui dépasse de la bouche. Au bout d'un moment, sous l'effet de la salive, le truc se casse et l'arrière part direct dans le gosier. » On pourrait en rire, ça paraît bénin, bateau. En fait, le gars va rester à l'hôpital et être dirigé assez rapidement vers un service parisien de chirurgie digestive. Et House d'expliquer que, « dans 10 % des cas, ça peut être mortel. Perforation, hémorragie »...

Un autre dossier sur la table. Un mystère. L'histoire d'un type arrivé avec les pompiers et une amnésie partielle consécutive à un choc à la tête au cours d'un accident de moto. Sauf que le gars est censé avoir eu son accident à la vitesse de... 20 kilomètres à l'heure... Le chef de service, motard lui-même, est incrédule : « 20 kilomètres à l'heure ? Bizarre quand même. — C'est ce que dit le rapport de police... — Bon, on va éclaircir tout ça et, bien sûr, il reste en observation. »

Les « trans » sont terminées. Elles vont aussi servir pour ceux qui vont rester la nuit et gérer les sorties, et de nouvelles arrivées aussi. Chacun retourne à ses occupations.

House, lui, va rentrer chez lui. Dans le couloir qui mène à son bureau, on discute de la moto, un truc d'urgentistes, me dit-il. Un vrai paradoxe. Les urgences, la réa aussi, voient arriver des accidentés de la route, et beaucoup en deux-roues, dans un état grave. « Et pourtant, regarde sur le parking des médecins, t'as vu le nombre de motos ? Il y a un taux impressionnant de motards chez les urgentistes, même si on n'a pas fait de stats », m'assure-t-il. Et en jetant un coup d'œil, en discutant avec des urgentistes et des smuristes autour de moi durant mes reportages, je constate en effet qu'il y a beaucoup d'amateurs de deux-roues. « Regarde l'entrée du SAMU 93 à l'hôpital Avicenne de Bobigny, le nombre de motos ! C'est marrant, hein ? C'est quand même étonnant que des gens qui passent leur vie à ramasser des motards par terre roulent à deux-roues. C'est pas logique », poursuit-il, avant de marquer un silence. Puis d'enchaîner avec une anecdote : « Quand j'étais externe, devant le parking motos au SAMU de Paris, je me souviens qu'il y avait une affiche accrochée sur la vitre de la chambre des ambulanciers. Une affiche tournée vers l'extérieur, juste devant les motos, et sur laquelle il y avait écrit quelque chose comme : "Soyez donneurs d'organes, devenez urgentistes." » Il éclate de rire. « Bon, c'est bizarre quand même. Il y a des gens qui ont besoin d'adrénaline. On en fait partie. Et puis un côté "trompe-la-mort". Moi j'ai fumé pendant plusieurs années aussi. On dit que les médecins sont pour-

ux placés pour savoir le risque. Oui a ce côté "je suis invincible". Moi je ιre médecin, c'est un peu un gri-gri, "je fais ... nédecine, donc je ne serai pas malade". C'est de très mauvais malades, les médecins. Il y a un gros déni », lâche-t-il avant de s'esclaffer à nouveau. Le chef est reparti, à moto mais carapacé, il ne faut pas exagérer non plus : casque intégral, gants rembourrés, veste de cuir épaisse renforcée aux épaules et aux coudes.

Dans le service des urgences, la soirée commence. Fabienne, une interne, installée devant un ordinateur, a déjà les traits tirés, le dessous des yeux un peu gris, après douze heures d'une garde commencée au matin et qui se terminera demain au petit jour, soit vingt-quatre heures d'affilée. Dans certains services d'urgences, les médecins-chefs ont décidé de mettre un terme à cette absurdité dangereuse des gardes de vingt-quatre heures d'affilée et de limiter celles-ci à douze heures. Mais s'il manque du personnel et qu'il faut boucher des trous… « À ton avis, dans quel état d'attention et de réceptivité tu peux être à 4 heures du matin devant un patient, lorsque tu en es à ta vingt-deuxième heure ? » m'interroge-t-elle. La réponse est dans la question. Parfois, il arrive à ceux qui subissent ce rythme de pouvoir, si tout est calme, dormir une heure en salle de repos. Mais c'est de plus en plus rare tant les services sont débordés.

Et d'ailleurs, ce soir, s'accorder quelques instants de sommeil semble déjà compromis. La nuit commence sur les chapeaux de roues. « Allez, ça commence, une TS » (pour tentative de suicide), lance une infirmière en soupirant. La plupart des patients, essentiellement des patientes d'ailleurs, souvent jeunes, qui arrivent inconscients ou dans les vapes, n'ont pas utilisé la corde ou l'arme à feu – radicales –, mais avalé le contenu de leur pharmacie. Ce genre de cas porte donc le nom d'« intoxication médicamenteuse volontaire » (IMV). Celle qui vient d'arriver a ingéré une dizaine de cachets de paracétamol 500, pas assez pour lui flinguer totalement le foie. L'équipe l'a placée dans une salle d'examen et lui a fait boire du carbomix, une solution à base de charbon qui va absorber les médicaments ingérés et les dissoudre dans le tube digestif et l'estomac. Manque de bol, la patiente vomit tout sur le carrelage blanc, qui se teinte d'une mare noirâtre.

Au même moment, un deuxième cas se présente, une femme chancelante, mais qui tient encore debout, en forte surdose de valium, plus d'une vingtaine de pilules. Je m'étonne qu'elle puisse marcher, même en se tenant au mur. « En fait, on la connaît bien, m'explique une infirmière. Elle est complètement chargée de manière très régulière. Il y a une accoutumance et l'organisme encaisse. » Observation. Et ça continue, deux autres cas du même type surviennent dans l'heure. « Bon, là, ce service va finir par ressembler à *Vol au-dessus d'un nid de coucou* », ironise un interne. Ces patients-là, souvent jeunes donc, sont assez mal vus et, en salle des médecins, on se lâche un peu avec des remarques acides, loin des oreilles indiscrètes.

Une infirmière vide son sac. « Franchement, les nanas en TS, c'est insupportable. Généralement elles sont conscientes et te tapent un scandale, sont très agitées, insultent tout le monde et exigent de sortir immédiatement, bien que totalement vacillantes. Il faut se battre pour arriver à les soigner. J'en ai eu une qui voulait se barrer parce qu'elle avait une soirée. J'ai fini par lui dire qu'il aurait fallu y penser avant. En plus, quand elles sortent le lendemain matin, tu sais que tu as de fortes chances de les revoir quelques jours plus tard, arrivant avec les pompiers ou le SAMU dans le même état, c'est sans fin. »

Un peu plus tard, j'en discute avec un jeune médecin titulaire, qui me dit : « Le problème de ces patients-là, c'est que toi, aux urgences générales, à part les désintoxiquer sur le coup, tu n'as aucune solution à leur apporter, puisque ça relève du psychologue ou du psychiatre. C'est un sentiment d'impuissance. Sans parler du fait que tu passes ton temps à essayer de sauver les gens ou de les soigner, et tu vois arriver ces patients jeunes et en bonne santé qui eux, au contraire, cherchent à en finir ou à s'abîmer systématiquement. »

Ces patients compliqués, souvent jeunes, ne présentent pas de troubles mentaux graves et ne relèvent donc pas de la psychiatrie. En France, on n'interne plus de force, sauf nécessité absolue et consentement de l'intéressé, rendu impossible en raison de l'importance des troubles mentaux. Ces patients qui avalent des médicaments, ils pourraient être orientés vers des structures appelées « hôpital de semaine », en psychiatrie. Des structures qui permettent une prise en charge dans un service ouvert, avec possiblité de recevoir des visites, de garder son téléphone portable, de circuler librement dans le service, de sortir quelques heures par jour et de rentrer chez soi le vendredi soir pour revenir le lundi, sur autorisation du psychiatre. Mais les lits sont rares et, là encore, l'entrée dans ce genre de structure se fait par une démarche volontaire.

Alors, la plupart des intoxications médicamenteuses volontaires ressortent dès que le risque vital immédiat est écarté, avec éventuellement une liste d'institutions vers lesquelles se tourner à proximité de chez elles.

Il y a ces patients-là, et puis tous les autres. Les urgences, c'est comme ça : sauter du coq à l'âne, gérer plusieurs patients en même temps, totalement différents. Après les ingestions de médicaments, voilà une autre femme, de 34 ans, pliée de douleur au point d'en pleurer, qui arrive aux urgences. Immédiatement prise en charge, le premier examen laisse suspecter une appendicite aiguë, ce qui sera confirmé. Transfert au bloc opératoire.

« Doung… doung… doung… doung. » Dans la salle des médecins, ce carillon électronique est incessant. Pourtant, personne ne l'entend plus. Il émane des écrans de contrôle reliés aux cinq lits de la salle de déchocage, accessible directement depuis le bureau des médecins en passant une porte battante à hublots. Sur ces écrans, cinq tracés disent le rythme cardiaque, la fréquence respiratoire, la tension, etc., de patients qui y sont installés et « scopés », c'est-à-dire branchés. Cette clochette au rythme régulier, lorsqu'on passe la journée avec et qu'on n'y est pas habitué, laisse un mal de tête tenace et aussi parfois quelques acouphènes. Les aides-soignants, les médecins, les infirmières, eux, ne l'entendent plus. Cela fait partie de l'ambiance et aussi un peu du décor. Comme l'odeur d'urine. Comme la violence. Comme les suicides. Pourtant, ils restent toujours attentifs. Il suffit que le bruit change pour alerter et vérifier si tout va bien.

Dans le bureau des médecins, il y a le senior, véritable « tour de contrôle » du service, et deux internes qui suivent des patients, rédigent les dossiers et expliquent ensuite au senior les décisions qu'ils préconisent. Ils discutent d'un traitement avec lui, d'une sortie, d'une mise en observation, ou décident de diriger un malade vers un autre service.

Le « déchoc », en ce milieu de soirée, est plein. Mis à part les bips réguliers, tout est calme au déchoc. L'équipe a baissé la lumière pour permettre aux patients de se reposer.

Une attention particulière est portée à deux patients. L'un, diabétique en hyperglycémie, dont il faut faire baisser le taux de sucre, et une, en coma éthylique, dont il faut surveiller les constantes.

Il y a aussi Bernard, qui pique du nez sur une chaise roulante, un gros sac de sport posé sur les cuisses. Visage marqué par la vie, un parchemin qui raconte une histoire. Bernard est un peu défoncé, ou fatigué, personne ne sait trop. Il est surtout anémié. Il est arrivé avec les pompiers. Il est placé sous perfusion et reprend un peu du poil de la bête. Il passera quelques examens et se reposera avant de ressortir.

Dans la salle, il y a Cynthia, en poste au « déchoc » depuis l'été 2017. Une passion, marquée par un drame personnel, lors d'une de ses premières nuits : son père, malade, est mort ici.

Pas une surprise. L'homme était atteint depuis très longtemps. Une « saloperie » chronique à la fin un peu écrite d'avance. « Mais je ne m'attendais pas à ce qu'il vienne décéder ici », raconte-t-elle, en désinfectant avec des gestes mécaniques et précis, les mains protégées par des gants blancs de chirurgie, la surface d'un matelas de la SAUV. Le patient qui s'y trouvait il y a encore dix minutes a été transféré dans les étages, vers un autre service. À l'autre bout de la pièce, toujours le bip régulier des « scops » du patient diabétique sous perfusion, un jeune homme sur lequel son père, arrivé il y a quelques instants, veille.

Son père à elle, il est arrivé une nuit – le premier été de Cynthia au « déchoc » –, vers 4 h 30. Amené par le SMUR, il décède très vite. « Après, pour se remettre dans le bain, dans la posture de l'infirmière qui doit avoir à la fois de l'humanité, mais aussi une distance avec le patient, c'était compliqué », dit-elle. L'émotion est encore perceptible. « Au début, je n'y arrivais pas, je trouvais que certains patients, du même âge, ressemblaient à mon père et je fondais souvent en larmes. »

Pourtant, Cynthia a su relever la tête grâce à un « travail sur elle », comme elle dit. Et aussi la solidarité, le soutien de l'équipe paramédicale et des médecins du service. Elle explique même que, finalement, la façon dont elle a pu digérer ce drame l'a « renforcée ». Et qu'il y a une partie d'elle dans ce service. Qu'elle s'y « investit beaucoup plus » lorsqu'un patient en fin de vie arrive aux urgences et à la SAUV, ce qui est parfois le cas.

Cette expérience dramatique, personnelle, l'a aussi amenée à se poser des questions. Savoir si on veut vraiment travailler dans un service comme celui-là, où l'on croise la souffrance, la maladie, parfois la mort. Trouver la force, la distance, tout en s'investissant avec humanité. Ne pas avoir peur de ses émotions, mais savoir les gérer et les contrôler. « Il faut avoir un esprit solide tout en ayant la main sur le cœur. Parce que sinon… », lâche-t-elle avant de marquer une pause. Puis d'ajouter : « On peut vraiment se prendre des coups. Ça peut être extrêmement dur. » Quelques semaines après le départ de son père, Cynthia est ainsi confrontée au cas d'une jeune patiente de 30 ans, atteinte d'une maladie grave, en fin de vie, qu'elle prend en charge.

« Elle est arrivée à la SAUV, et je l'ai revue le lendemain en unité d'hospitalisation de courte durée (UHCD). Elle s'est enfoncée en vingt-quatre heures. On ne prédit pas la mort, mais elle était à quelques heures de la fin, se souvient-elle. Ça a été très dur. Parce que j'ai choisi ce métier pour venir en aide à des personnes vulnérables et pour, entre guillemets, essayer de sauver des vies. Et là, tu te dis que tu n'as pas réussi. » Mais il faut apprendre, accepter ces moments où il n'y a rien de plus à faire que d'accompagner dignement vers la fin, « arriver à te dire que tu n'aurais de toute façon rien pu faire ».

Mettre de la distance, sans se blinder, « sinon tu risques de perdre ton humanité ». Mais trouver le point d'équilibre qui permet de « ne pas se faire bouffer », de retirer la blouse une fois la journée ou la nuit de travail terminée, et de basculer dans « sa vie de maman, de fille, de sœur. Tu as ton boulot, tu te donnes quand tu es au boulot. Tu essaies de vraiment porter ta blouse d'infirmière comme il se doit à ton travail. Et quand tu finis, quand tu te déshabilles, tu es la personne lambda qui a sa vie ». Pas des héros. Mais des gens hors du commun, qui ont réussi à faire la part des choses, et peut-être réellement compris que la mort, la maladie, font aussi partie de la vie.

Cynthia se rappelle les premières semaines, lorsqu'elle avait du mal à faire cette part des choses, son irritabilité, ses sautes d'humeur, ces moments où, dit-elle, « je criais sur tout le monde à la maison ». Il a fallu apprendre, d'autant plus vite lorsque la vie personnelle, c'est une famille, un mari dont le métier est aux antipodes de l'univers de l'hôpital, et trois enfants de 5, 10 et 11 ans.

Avant d'être infirmière, Cynthia a été secrétaire, assistante de vie scolaire dans des écoles primaires, puis en collège, pendant trois ans, a fait des études et obtenu le diplôme de secrétaire médicale, métier qu'elle a également exercé, avant d'entrer à l'école d'infirmières en 2014, d'obtenir le diplôme d'État en juillet 2017, et de plonger dans le bain des urgences, à l'hôpital Delafontaine de Saint-Denis (Seine-Saint-Denis) un mois plus tard. Avec comme salaire de démarrage 1 800 euros brut mensuels, un salaire auquel s'ajoute... une prime de garde de nuit de 1,50 euro par heure pour des gardes de douze heures.

1,50 euro pour gérer toute la misère du monde...

La conversation est parfois interrompue par un changement de tonalité du « bip » du patient diabétique. Rien de grave, il faut changer la perf, remettre en place une électrode...

Dans le fond de la salle, un robinet s'ouvre soudainement tout seul. Un dysfonctionnement lié à la cellule qui permet d'ouvrir ces robinets en passant la main devant, sans contact. Cynthia rigole et dit : « Il y a des fantômes partout ici. Celui-là se réveille chaque nuit à une heure précise et ouvre le robinet. »

On quitte les fantômes. La lumière blanche des néons inonde les couloirs du service. Bernard, le type en chaise roulante aperçu un peu plus tôt, ronfle depuis une bonne heure sur un brancard roulant rangé le long d'une paroi, les deux pieds posés sur son énorme sac de sport, sa vie.

Au lever du jour, je le recroise, assis par terre, dehors, sur le côté de la rampe d'accès patients couchés. Il boit un café, demande une cigarette. Il a la voix rocailleuse que vous donne une vie un peu déglinguée. Il explique qu'il est diabétique, ancien militaire, légionnaire plus précisément. Des tatouages courent sur ses avant-bras. Bernard est SDF et navigue entre la rue et l'appartement de sa mère âgée, qui habite à Dourdan dans l'Essonne. Il dit que les pompiers l'ont amené de là-bas, à 40 kilomètres. Bernard se prépare à rejoindre une gare, pour repartir. Il sourit. Il dit : « L'hôpital, je sais que j'y trouverai toujours quelqu'un. »

Des femmes et des hommes qui vous accompagnent dans la douleur, dans l'angoisse, qui vous rassurent, vous soignent et parfois aussi vous éclairent dans les méandres de l'administration… Voilà le vrai visage des urgences.

4

Affaires sociales

Bilal a tout juste 18 ans. En cette fin d'année, il revient aux urgences pédiatriques qu'il connaît si bien. Ici, depuis l'âge de 5 ans, il a appris que le monde des adultes n'était pas seulement synonyme d'alcoolisme, de danger, de violence, de coups et de cris. Que, passé cette porte coulissante en verre, il pouvait trouver sécurité, écoute, bienveillance, soins médicaux et la possibilité d'avoir une nuit complète dans des draps propres, se reposer d'un vrai sommeil sans être en permanence sur le qui-vive, le cerveau branché sur « alarme » dans une somnolence inquiète.

Bilal, l'équipe l'a rencontré petit, et déjà un regard dur, celui d'un enfant qui a fini par apprendre à mordre, bringuebalé de familles d'accueil pas toujours aimantes en foyers, dans une instabilité chronique qui empêche de se construire autrement que sur la défensive. Un enfant qui, lors de ces passages réguliers aux urgences, requérait systématiquement prise en charge médicale et suivi social.

En cette fin d'année où les jours raccourcissent, la pédiatre qui voit passer Bilal depuis des années ne l'a pas reconnu tout de suite. C'est devenu un jeune homme. Pourtant, il revient régulièrement dans cet endroit qui est pour lui un havre de paix. Avant de redisparaître des mois durant. Puis de passer à nouveau cette porte qui débouche dans la salle d'attente au carrelage blanc et aux sièges en plastique bien alignés.

Si la pédiatre a mis quelques instants à l'identifier, c'est parce que Bilal, ce soir-là, est méconnaissable, travesti en femme, amaigri, avec ses bas déchirés. Il passera la nuit dans le service. L'équipe lui fera faire un bilan médical, lui permettra de prendre une douche et lui offrira un repas et un lit. La pédiatre a parlé avec lui. Les deux se tutoient. Elle l'a aussi engueulé, a tenté de lui faire changer de chemin, avant qu'au matin il ne reparte, avec des conseils sanitaires et des préservatifs. Elle me raconte ça, une fin de soirée à la terrasse d'un café, désolée, impuissante. Elle lâche : « Il tapine. » Ce jeune homme n'avait rien à faire dans un service d'urgences pédiatriques. Pourtant, ce service peu à peu, au cours de ses années d'errance, est devenu sa famille, un refuge…

Autre coin de France, plus au nord, autre service. Grande agglomération. L'hôpital jouxte une voie rapide et une bretelle d'accès à l'autoroute A1. En zone de soins des urgences, le ronflement particulièrement sonore masquerait presque les conversations. Il émane d'un box où deux pieds purulents, marqués de blessures, dépassent de la couverture du brancard roulant. C'est l'après-midi. Ici, on l'appelle Marcel. Il est sans âge et dort comme un bienheureux. « Lui, ça fait des années qu'on le connaît, me dit un infirmier. Il vit dehors. Personne ne connaît vraiment son histoire. Il débarque parfois, épuisé, un peu ivre. On lui fait prendre une douche, on l'examine, il voit un médecin, on lui offre les soins qu'on peut, un repas. Et puis il dort quelques heures et repart. Parfois, on ne le voit pas pendant plusieurs mois. »

Un troisième hôpital, encore ailleurs. Elle est cadre-infirmière aux urgences. Pour elle, les urgences, ce n'est pas seulement le médical. C'est aussi le sens de l'accueil inconditionnel, le côté « hospice » pour les plus précaires et les plus pauvres. Quand les urgences deviennent une succursale du SAMU social… « Les gens, quand ils viennent aux urgences, c'est qu'ils ne savent pas où aller. C'est pas pour ça qu'ils vont rester dix ans. Mais on les accueille, on fait l'essentiel. Et si l'essentiel, c'est un café et une paire de chaussures, on le fait. Et c'est vrai qu'on fait aussi de plus en plus ça. » Les urgences sont devenues un amortisseur social. Le refuge de ceux qui n'en ont plus, quand les structures d'accueil sont saturées…

Le travail d'aide-soignant, d'infirmière, ne se

résume pas au « geste technique ». « L'urgence vitale, il n'y a pas de problème en général, parce que le circuit est bien fléché et ça marche bien. Mais il y a tout le reste qu'on ne peut pas quantifier, l'échange, ce que j'appelle "le temps humain". C'est essentiel. Si on fait ce métier, ce n'est pas juste pour faire des piqûres. »

Hôpital Saint-Antoine à Paris. Service d'urgences, la nuit. Il y a ce couple de petits vieux, assis en salle d'attente. Ils n'ont pas grand-chose, à part leur solitude. Ici, il y a lumière, chaleur, sécurité, passage. C'est un peu un théâtre. Eux savent aussi se donner en spectacle, une belle scène de ménage. Pendant quelques heures. Et puis ils repartent à pied, comme ils étaient venus. Avant peut-être de repasser, dans quelques nuits.

« C'est du social, c'est du médical, me raconte Magalie, une urgentiste. Tous ceux pour qui c'est compliqué, tous ceux qui arrivent en France pour des raisons économiques ou politiques, les urgences, c'est une porte d'entrée vers la société, vers l'ouverture de droits, pour la vie. »

Quatre heures du matin, un dimanche dans un autre hôpital. Elle a 76 ans et débarque en fin de nuit aux urgences pour ce qu'elle décrit comme une asthénie, une fatigue chronique. Les examens de base sont tout ce qu'il y a de plus normaux. Et puis, la jeune interne va prendre le temps de discuter avec cette vieille dame qui, quoique fatiguée, n'arrive pas à dormir. En fait, physiquement, elle va bien. Mais son mari, de quatre ans son aîné, est atteint de la maladie d'Alzheimer. Et elle est seule à s'occuper de cet homme qu'elle aime et dont l'esprit disparaît peu à peu dans les limbes. En fait, elle est perdue, épuisée physiquement et psychologiquement, et ne sait pas vers qui se tourner. Encore cette part de mission sociale des urgences, avec des hommes et des femmes en blanc qui vont réussir à apaiser l'angoisse et mettre en contact l'assistante sociale qui accompagnera ce couple dans les démarches pour une aide à domicile spécifique. Qu'aurait fait cette femme sans les urgences ? Ou plus précisément qu'aurait-elle fait si les urgences s'en étaient tenues à leur rôle strictement médical ?

Hôpital Bichat, nuit froide d'hiver. La salle d'attente des urgences est pleine. Il n'y a pas un siège de libre, face à la vitre de l'accueil où les IOA et les agents administratifs s'affairent. Pour passer, et patienter, il faut s'enregistrer et prendre un ticket. Sur une rangée de chaises, pas très loin de la machine à café, juste en face de la porte donnant accès aux toilettes, ils sont une dizaine qui n'attendent pas une consultation médicale. Ils sont parfois engoncés dans plusieurs couches de vêtements et trimballent avec eux des sacs surchargés de toutes les maigres affaires d'une existence, des sacs qu'ils ne lâchent jamais. Eux, ce sont les SDF du quartier, parfois dans la rue depuis des années, parfois minés par la folie.

Comme Patricia, dont je croise le regard noir, un regard qui dit à la fois la peur, la colère, la rage. Patricia ne lâche pas un mot, ou alors c'est pour exploser contre celui qui s'approche, avant de se rasseoir et replonger dans une espèce de torpeur. Ses chaussures éventrées et sales laissent voir des chevilles sans chaussettes, constellées de plaies et de marques. Patricia ne semble pas bien vieille, peut-être une quarantaine d'années. Les heures passent et la nuit s'étire. Peu avant minuit, le petit groupe a plongé dans un sommeil assis, celui où les visages s'affaissent sur le haut du col, les bras croisés. Tandis que les futurs patients s'approchent de la vitre lorsque l'écran lumineux affiche leur numéro. De temps en temps, il y en a un qui se réveille et vient cogner à la vitre de l'accueil pour qu'on lui ouvre la porte donnant accès aux toilettes. Il suffit d'appuyer sur un bouton, derrière le guichet, pour déverrouiller la fermeture magnétique de la porte. Ce qui permet de garder le contrôle et de savoir qu'il y a quelqu'un dans les sanitaires.

Café, cigarette, dans le froid devant la porte coulissante de l'entrée, au milieu du ballet des véhicules de secours des pompiers, parfois d'une ambulance du SMUR ou de la voiture sérigraphiée dont sortent trois policiers qui amènent un gardé à vue pour une visite médicale.

Parmi les naufragés de la vie, parfois des habitués, qui s'installent chaque nuit dans cette salle d'attente, il y a ce couple éméché, à l'accent slave, qui mendie des cigarettes à l'extérieur. Lui est un peu chancelant, avec sa bière à la main. « On fait la route… » Impossible de connaître précisément leur parcours ni d'où ils viennent. L'élocution est pâteuse, la somnolence pas loin.

Petit matin sans jour. C'est l'hiver et le soleil ne chassera la nuit que dans deux heures. Le petit groupe de ronfleurs profite encore de quelques instants de sommeil. Sous le téléviseur accroché au mur, le couple à l'accent slave dort, enlacé. Lui a la tête couchée dans sa bière renversée et ronfle bruyamment. La scène se déroule dans l'indifférence générale. Derrière la vitre, l'IOA et l'agent administratif poursuivent leur travail et les patients patientent dans ce cocon aux allures de cour des miracles sécurisée. La sécurité. Même s'il faut dormir assis, pourquoi aller affronter les risques d'une nuit sur les quais d'une station de métro, si l'on peut trouver refuge aux urgences ?

Bientôt, les SDF retrouveront la rue, tandis que l'équipe de nettoyage viendra effacer les traces et les restes de la nuit. Il est 6 h 30. Dehors, il fait un froid glacial. Les lampadaires jettent leur lumière jaune sur le manteau de la nuit. Je croise Patricia, muette, debout sous le périphérique aérien de la porte de Saint-Ouen, à côté de la station-service, près d'un matelas mousse d'une saleté repoussante. Dans les interstices du pont, contre le mur, il y a d'autres matelas, des traces de vie, de chambres glaciales bricolées sous ce toit de béton sur lequel le bruit des voitures ne s'arrête jamais. Et à quelques dizaines de mètres, la chaleur et la sécurité des urgences, où Patricia et les autres reviendront peut-être ce soir, avec la certitude de ne pas être chassés.

On comprend, au travers de ces tranches de vie, de ces parcours cabossés, de cette détresse sociale, que les urgences sont au cœur de l'humanité, l'humanité malade, l'humanité pauvre, l'humanité riche, l'humanité sans domicile, l'humanité violente ou pacifique, l'humanité en souffrance. Et que jamais les urgences ne pourront être compatibles avec une organisation et une gestion purement froides et comptables. À moins de renier l'humanité.

5

« Vous avez demandé le SAMU… »

Temps gris d'une fin d'après-midi d'automne, en grande banlieue au sud de Paris. Les sorties de bureau gonflent une circulation déjà dense, au travers de laquelle l'ambulance du service mobile d'urgence et de réanimation (SMUR) du SAMU pédiatrique tente de se frayer un passage. Le « bleu », entendre le gyrophare, est enclenché en permanence. Quand la circulation se fait fluide, Ronan, l'ambulancier, coupe la sirène et la remet lorsqu'il s'agit de passer carrefours et ronds-points. Une Audi rouge venue d'une rue perpendiculaire vient de manquer de percuter l'ambulance sur son côté droit. Ronan l'a évitée avec calme. Question d'habitude.

Ronan conduit des ambulances depuis plus de vingt ans. D'abord dans une compagnie privée, puis au SMUR depuis 2009. Le secours, il a grandi avec. Son père était sapeur-pompier professionnel. Lui, en dehors du SMUR, est pompier volontaire dans les Yvelines, en région parisienne. L'assistance aux autres, la vie au service de l'intérêt collectif, il a « grandi dedans », et se souvient encore des après-midi passés à la caserne avec son père lorsqu'il avait 8 ans.

Grand gaillard sportif au sang-froid à toute épreuve, d'humeur joyeuse, Ronan sait parfaitement se frayer un chemin dans la circulation, rôle essentiel pour conduire en un temps record l'équipe au bon endroit et la ramener au plus vite avec un patient tout en prenant garde à ne pas avoir d'accident. Et la capacité, toujours, d'adapter sa conduite à la situation. « Tout dépend du motif de départ. On te demande d'aller vite pour prendre en charge. Après, si les choses se passent bien, dans la mesure où on a tout ce qu'il faut dans le véhicule pour stabiliser un patient, il n'y a pas de raison de rouler excessivement vite. » Mais il y a aussi l'urgence absolue, vitale, y compris dans l'ambulance, lorsque le patient requiert d'être emmené sans attendre en « bloc urgence » ou en « cardio » avec une ECMO, machine qui permet d'extérioriser la circulation sanguine quand le cœur est à l'arrêt. « Alors il faudra rouler très vite, même avec le patient et le personnel à bord. »

Ronan trouve que, aujourd'hui, circuler avec un véhicule du SAMU, même en urgence absolue, est de plus en plus compliqué en région parisienne. Parce que, dit-il, il y a des ambulances partout, une foison de sociétés d'ambulances privées, et toutes ont le même avertisseur, les mêmes couleurs de gyrophare, la même sirène standardisée comme celle du SMUR. « Du coup, les gens s'habituent. Ça devient banal. »

Alors il faut savoir s'imposer dans la circulation. « Moi, j'ai tendance à ne pas laisser le choix. À Paris, on est obligé de s'imposer. Tu prends porte d'Orléans ou porte d'Italie, c'est toujours bouché. Si tu ne passes pas à contresens, tu ne passes pas », lance Ronan. Et ne pas avoir peur de ne laisser d'autre choix à l'automobiliste qui arrive en face que de se ranger. « Il faut montrer aux automobilistes que, quoi qu'il arrive, tu vas passer. Sirène, gyrophare, appels de phares, et tu avances, tu vas passer. Si tu hésites, si tu laisses place à la moindre impression qu'il y a une autre possibilité, celui d'en face va avoir tendance à s'engager aussi. Et ça, c'est une source d'accident. » Faire attention aussi au piéton qui débouche de l'avant d'un bus, ou qui traverse au hasard, casque sur les oreilles et les yeux rivés sur le SMS qu'il tape.

Mais le rôle de l'ambulancier n'est pas seulement la conduite. « Petite main » essentielle dans l'équipe médicale, il va aider à pousser un module ou un brancard lors d'une intervention, veiller à ce que tout le matériel nécessaire soit présent et à sa place dans le véhicule avant un départ. « Des petites mains qui savent faire des choses, résume-t-il. La petite main, à force d'expérience, à force de formation, à force de binôme entre infirmier et ambulancier, au final, on a vraiment une place prépondérante dans l'équipe médicale. Sur tout le côté logistique. Et encore plus au SAMU pédiatrique, puisqu'on a énormément de tuyaux, énormément de choses diverses et variées en termes de préparation, un incubateur, un matelas coquille, un plan inclinable, différents respirateurs… On est là pour toujours trouver une solution. On est là pour pallier, pour accompagner l'équipe et pour faire que l'intervention se déroule bien. On compte tous les uns sur les autres. »

Ronan, qui, dans la vie privée, roule à moto, a aussi intégré l'équipe de motards du SAMU, qui se développe depuis 2013. L'équipe est la même que dans l'ambulance. Trois motos : l'ambulancier ouvre la voie, suivi par le médecin et l'infirmier qui ferme la route. Cette équipe peut ainsi intervenir en premier secours avec le matériel adéquat dans une foule, un événement sportif comme un marathon, une manifestation ou dans des lieux difficilement accessibles, où la seule voie peut être un sentier ou le passage de talus. « Là encore, l'ambulancier est primordial. C'est lui qu'on suit », lance Ronan avec fierté.

À moto ou en ambulance, le SMUR, c'est une mini-salle de réanimation roulante, une UMH, pour « unité mobile hospitalière », « déclenchée » si besoin sur appel des médecins régulateurs du

SAMU-Centre 15. Arrêt cardiaque, accident sur la voie publique, chute grave et autres urgences sont le lot des smuristes, parfois considérés comme une élite. Vu de l'extérieur, le SMUR, c'est l'hôpital qui sort pour porter secours quand la vie bascule. C'est le trait d'union avec les urgences, et plus souvent les services de réanimation. Dans ces cas-là, les urgentistes du SMUR vont chercher, « récupèrent » si besoin est une personne en arrêt qui s'enfonce vers la mort, la stabilisent dans l'ambulance, l'emmènent à l'hôpital, puis passent la main. On appelle ça le « transport primaire ».

Les équipes du SMUR assurent aussi beaucoup de « transports secondaires », à savoir le transport d'un patient d'un établissement à un autre.

Comme cette ambulance de SMUR pédiatrique spécialisé dans la néonatalogie – les enfants prématurés –, qui emmène en cette fin d'après-midi grise un bébé né à vingt-cinq semaines de l'hôpital du Kremlin-Bicêtre (le KB dans le langage des urgentistes) à celui de Villeneuve-Saint-Georges. L'enfant est tiré d'affaire, et il s'agit là de le rapprocher du domicile de sa mère, assise sur un des strapontins latéraux solidement arrimés aux parois du véhicule. L'enfant, tout petit, est installé dans une couveuse, posée sur un module de transport bleu flanqué de multiples tiroirs dans lesquels est rangé tout le matériel nécessaire à l'équipe. Dans sa couveuse, dont la température est maintenue en permanence à 36 degrés, le bébé dort, le corps bardé de fils pour les perfusions. Mais aussi de câbles qui surveillent en permanence rythme cardiaque et tension qui s'affichent face à nous sur un moniteur accroché en bordure de la couveuse.

C'est le quatrième transport secondaire de la journée. Avant, l'équipe était allée déposer un autre enfant et sa mère à l'hôpital Saint-Joseph à Paris. Instant symbolique, silence dans l'habitacle, lorsque, en entrant dans la cour de l'hôpital, le véhicule du SMUR a croisé au ralenti dans les allées un corbillard qui partait en sens inverse. Les deux extrémités de la vie…

Le SMUR, c'est aussi beaucoup d'attente. Une journée entière peut s'écouler sans que l'équipe « sorte » ou « décale ». Ils sont douze dans ce SMUR pédiatrique des Hauts-de-Seine avec lequel je passe quelques jours. Une équipe soudée. Pendant les périodes de calme, Chloé, une interne, révise avec Victor, un médecin pédiatre, les protocoles d'intervention. Ils sont installés dans le canapé de la salle de détente où l'on prend les repas autour d'une grande table ovale blanche. Il y a une cuisine, avec une machine à café, une bouilloire, un grille-pain, un four à micro-ondes, un frigo… et un téléviseur branché sur une chaîne d'info, le son coupé.

Dans plusieurs SAMU et SMUR, où je m'étonnais de ce trait commun – un ou deux écrans allumés sur des chaînes d'information –, on m'a expliqué que les équipes étaient ainsi souvent prévenues d'un attentat, d'une catastrophe, qui allait entraîner leur mobilisation, avant même d'être appelées par les canaux officiels. Une manière de pouvoir anticiper le rush.

Les repas pris dans cette salle commune, l'intendance, c'est Béatrice, 55 ans, la « logisticienne », qui s'en occupe. Elle est un peu la nounou de l'équipe, qui doit veiller au stock des tenues blanches estampillées « SAMU » en lettres bleues, avoir les bonnes tailles de pantalons, de tee-shirts, de sweats, pour tout le monde. Veiller à ce que le matériel, les kits d'intervention, soient toujours à jour, en quantité suffisante. S'occuper, aussi, de l'organisation de quelques fêtes dont les souvenirs constellent certains murs de la base en autant de photos de visages souriants, rieurs. Un rouage indispensable pour que les équipes n'aient qu'une préoccupation en tête : le soin.

Béatrice est arrivée ici en 2005. Avant, elle a tenté l'école d'infirmières, sans succès ; elle dit en rigolant qu'à cette époque-là elle n'a pas eu le diplôme, mais a en revanche « réussi son divorce ». Béa espère rester dans cette équipe jusqu'à la retraite. Parce que ça lui plaît, « c'est un esprit particulier ». Qui l'amène, lorsqu'elle travaille le week-end, à accompagner les soignants sur le terrain pour aider au transport et à la logistique.

Béa dit qu'elle a vu les choses évoluer toutes

ces années, « en mal », au SAMU comme dans les services d'urgences. « J'ai l'impression qu'il y a des restrictions sur tout, même le consommable, c'est-à-dire tout ce qui est aiguilles, etc. C'est un peu des économies de bouts de chandelle », déplore-t-elle. Elle raconte les alèses vertes pour couvrir les brancards « qui étaient belles », puis sont devenues papier et se déchirent. « Ils vont au moins cher. Même dans les services, c'est ça. On fait du troc avec les urgences pédiatriques. Nous, on a des sondes d'intubation dont eux n'ont pas besoin en grande quantité. Alors, de temps en temps, on échange trois sondes d'intubation contre des petites choses qui manquent au SAMU et qu'ils me donnent. » Du troc, en somme…

Celui qui chapeaute tout ça, c'est Benoît, le chef de service. Dans son bureau, il rédige des comptes rendus et prépare un exposé pour un prochain colloque sur la médecine d'urgence dans lequel il doit intervenir.

Les histoires de matériel, les discussions avec la direction, les « étages d'au-dessus », c'est lui. En ce moment, ce qui occupe le service, ce sont les camions, qu'il va falloir changer. Trop vieux, pas forcément aux normes. Le matin même, Ronan a conduit une équipe sur une intervention à l'aéroport d'Orly. Pour récupérer une femme enceinte sur le point d'accoucher prématurément à bord d'un avion. Un aller-retour pour rien, en fait.

L'accouchement n'était pas pour maintenant et il y avait déjà une équipe médicale sur place. Mais, sur l'autoroute, Ronan s'est aperçu qu'il freinait sur les disques... Il m'avait déjà expliqué que, vu l'âge de certains véhicules, si on appliquait les règles à la lettre, ils n'auraient même pas le droit de rouler dans Paris. Les véhicules vont donc être changés. Tout comme les modules bleus installés sur lesquels on fixe les couveuses, ou les plans inclinables, avec, sur les côtés, les tiroirs où se trouve tout le matériel médical, et qui n'entreront pas dans les nouvelles ambulances. Mais ça prendra du temps. Les nouveaux camions, c'est un service qui s'en occupe, les modules, un autre. En comptant les délais, les appels d'offres, tout devrait être réglé dans le courant de l'année 2020...

Pour l'instant, il est 7 h 30 du matin, et Benoît entame une vacation de vingt-quatre heures qui va lui faire passer la nuit sur place. Un meuble contient d'ailleurs un lit gigogne sur lequel, si la nuit est assez calme, il pourra arracher au temps qui passe quelques heures de sommeil, le téléphone à portée de main.

« Il faut toujours être opérationnel, mais en même temps on est toujours en attente de l'appel », confirme cet homme de 60 ans. Benoît a plus de trente ans d'exercice de la médecine au compteur. Un internat qui démarre dans les années 1980 et qui le fait « bourlinguer » un peu partout. Puis la réanimation, et un cabinet de médecine libérale, avant de revenir à 100 % dans la médecine d'urgence de l'hôpital public. Et ce service, qu'il dirige depuis plus de cinq ans. Les arcanes de la profession, les réflexes à avoir, les petits trucs à connaître, les choses à éviter, il sait. Et particulièrement que, pour faire des gardes en SMUR, « il faut une autre vie, une autre activité que tu peux faire à l'intérieur du service. Avoir toujours autre chose, mais que tu peux interrompre instantanément. Que ce soit de la peinture sur santons de Provence si tu veux te détendre, écrire un article, revoir un tableau Excel, égrène-t-il avec le sourire. Tout à l'heure, ça a sonné. J'étais au milieu d'une phrase, je me suis arrêté. Moi, ça ne me pose pas de problème de sauter du coq à l'âne. Mais ceux qui n'en sont pas capables et restent comme ça à attendre s'ennuient très vite et ne font pas de vieux os au SMUR. Parce qu'il n'y a rien de pire que d'attendre. Au mois d'août par exemple, il y a peu d'appels. Si tu restes douze heures comme ça, à la fin tu deviens aigri en disant : "Putain, ça se termine dans deux heures, c'est là que ça va sonner et que je vais faire du rab" ».

Être opérationnel au pied levé requiert aussi une gymnastique psychologique parfois compliquée. Et de la distance avec la situation sur laquelle on peut tomber. « Oui, dit-il, ce qu'on vit peut être très violent. Il y a des choses, même si ça peut être violent pour le commun des mortels, qui pour nous sont habituelles. Et puis il y a les choses qui entrent dans l'exceptionnel. Tu vas avoir l'accident de car avec douze enfants incarcérés, on fait avec. Il faut donc savoir "switcher" complètement quand tu pars. Et "reswitcher" dans l'autre sens à la fin de l'intervention. Mais tout n'est pas hyper-violent non plus. »

Le problème, c'est qu'il n'y a pas véritablement de soutien psychologique pour atténuer l'impact émotionnel de certaines interventions particulièrement difficiles. « On a demandé, explique Benoît, et on est vaguement renvoyés dans les cordes, vers la médecine du travail. »

Alors, ce qui fait tenir, c'est justement une équipe soudée comme celle-ci. Où l'on parle, où l'on « débriefe » et où l'on rit beaucoup aussi. Déconner est une soupape essentielle pour faire face à certaines situations.

Déconner, comme Victor qui se rappelle le jour où des petits malins avaient glissé une cartouche de Bétadine, un antiseptique orange foncé, dans le pommeau de la douche du service. Victor, jeune pédiatre de 31 ans, marié et père d'un petit garçon d'un an, rigole souvent. Pour conjurer les choses graves qui lui font parfois monter les larmes aux yeux. Comme les morts subites du nourrisson, qu'on appelle aujourd'hui les morts inattendues du nourrisson (MIN), les décès d'enfants, les blessures graves. « Parfois en SMUR, se souvient-il, il y a des parents qui n'ont pas compris que leur enfant était décédé. Même si on le leur a dit. Même si on a arrêté les soins et si l'enfant ne bouge plus. Même si on leur dit le mot “mort”. Et puis il y a un moment où ils réalisent. Il y a un moment de… désespoir, de douleur et… qui est horrible aussi pour nous. » Victor s'arrête, les yeux tournés vers la fenêtre, reprend sa respiration. Et continue : « Parce qu'on ne peut qu'avoir des mots pour les soutenir… Mais en fait, à ce moment-là, tous les mots qu'on dit sont muets. » Le silence s'installe à nouveau, plusieurs minutes. « Il n'y a rien à dire… On aurait envie de dire : “Ça va aller mieux”, mais c'est complètement con quand ton enfant vient de mourir. Ça va pas aller mieux, ça peut qu'aller pire. Donc il n'y a aucun mot… On a envie de dire : “Je comprends.” Mais… tu comprends pas parce que, toi, ton enfant n'est pas mort, donc le mieux c'est de ne rien dire. Et donc parfois c'est juste un contact physique, c'est une main sur l'épaule, c'est… » Victor s'arrête, on va prendre un café. Il explique alors que l'enfant dont il parle avait quatre mois, l'âge de son propre fils… Mais il dit aussi qu'il s'est peut-être tourné vers l'urgence plus que vers la « pédiatrie hospitalisée », et précisément vers le SMUR, parce que cette activité-là donne « la possibilité de tourner la page plus vite. Parce que ça dure moins longtemps. Ça ne veut pas dire que la claque émotionnelle est moins lourde. Souvent, elle l'est plus, d'ailleurs. Mais ça ne dure pas, puisque par définition on est une unité mobile et qu'une fois qu'on a fait notre boulot on passe la main ».

Le genre d'intervention du SMUR nécessite d'avoir une équipe soudée, de pouvoir s'appuyer sur ses collègues, ses pairs. Même s'il arrive aussi parfois que ça explose. « Bien sûr, ça nous arrive aussi de nous engueuler. Mais on arrive quand même à mettre les choses à plat et à discuter. Et à toujours se soutenir quand une intervention a été dure, embraye ainsi Caroline, 32 ans, infirmière du SMUR pédiatrique. Il y a toujours le petit mot, le collègue qui va te dire : “J'ai appris hier que tu avais fait un truc de fou, j'espère que ça va”, poursuit cette jeune femme blonde qui a eu son diplôme d'État il y a plus de dix ans. C'est nécessaire, agréable, de pouvoir parler avec ses collègues. C'est pour ça que j'arrive quand même assez à encaisser… Même si des fois, sur des gros trucs… » Elle s'arrête, marque un temps de silence. On sent un souvenir présent, revenu spontanément. Elle reprend : « Il y a deux ans, on avait fait une défenestrée du 12ᵉ étage. La mère pensait que la gamine dormait dans sa chambre. La petite s'était levée, sûrement pour aller aux toilettes, et la fenêtre de la salle de bains était ouverte. En fait, elle est montée sur la panière à linge et elle a basculé… Ouais…

Pendant quarante-huit heures, je me suis levée avec cette enfant dans la tête, partout, et je me suis endormie avec elle… » Caroline a été d'autant plus choquée par l'intervention que, à l'heure des portables et des réseaux sociaux, le voyeurisme (existant de tout temps, et produisant sur l'autoroute ou la nationale un sur-accident parce que les gens s'arrêtent pour regarder), semble aujourd'hui s'être invité partout. Caroline se souvient encore que les pompiers avaient dû installer une bâche au-dessus de l'endroit où l'enfant avait chuté – le toit d'une crèche en contrebas – parce que, dans les étages, certains habitants réveillés par les cris et les sirènes prenaient des photos ou filmaient, penchés aux fenêtres.

L'émotion, aujourd'hui, est encore palpable chez Caroline. Mais elle dit aussi qu'après « ça passe. On fait d'autres inter', on rencontre d'autres gens… ». Les « trucs » dont elle essaie de se protéger en se disant « au fond ça ne me dérange pas » sont quand même là et se sont déjà manifestés par des réactions psychosomatiques. Comme cette énorme crise d'eczéma dont elle se souvient encore aujourd'hui. « On est sur quelque chose de paradoxal, observe-t-elle. Notre mission première, c'est le truc grave. On est un peu en attente en permanence du truc grave, c'est pour ça qu'on a choisi ce métier. Et quand ça arrive, tu peux avoir un revers de bâton émotionnel terrible. »

Se protéger, donc, mais ne pas s'habituer. « Le jour où tu t'habitues à voir un enfant mort, ou blessé, c'est que... » Elle réfléchit, jette un œil à la fenêtre, soupire et reprend : « C'est qu'il faut que tu changes de métier, c'est que t'as plus du tout de... » Le mot « humanité » lui brûle les lèvres. Mais c'est trop fort. Elle ne trouve pas. Alors, se protéger ? « Moi, je me mets en mode robot, mais c'est pas pour ça que ça ne m'atteint pas. Dans l'action, tu te concentres sur les gestes techniques. Sur une situation dramatique, une fois que la réanimation est finie, qu'on ne peut rien faire de plus, qu'on met l'enfant mort dans les bras des parents, ce qui m'est arrivé, ça me fend le cœur. » C'est lourd, dur à dire. Elle explique qu'elle se refuse catégoriquement à « pleurer » avec les parents. Elle estime que ce n'est pas la place du soignant, de l'infirmière, de l'urgentiste, d'aller pleurer avec des parents. « Toi, t'es là pour les soutenir, t'es le pilier. Donc, c'est vrai que tu prends un peu tout dans la tronche, la tentative de sauver une vie qui ne marche pas toujours, et après tu prends les sentiments des parents, la colère aussi parfois, tu prends tout... Le pire, c'est quand tu pars, que l'enfant est mort et que les parents te disent merci. C'est déjà arrivé, ils sont perdus, déstabilisés. Et toi, t'es limite gênée... Merci de quoi ? On n'a même pas sauvé votre enfant et... » Elle se tait, cherche ses mots. « Franchement, ce sont des situations… très particulières. »

L'équilibre est donc parfois très difficile à trouver, quand le travail marque un peu trop et que les réflexes professionnels ont tendance à s'inviter dans la vie privée. Comme pour cette infirmière, souvent confrontée aux morts inattendues du nourrisson (MIN), et qui, à la naissance de son premier enfant, a vécu plusieurs mois d'angoisse et de nuits difficiles, obsédée par la crainte de retrouver son enfant inerte au matin. En congé parental, elle est allée jusqu'à se demander si elle reprendrait ou pas la pédiatrie.

Ronan, l'ambulancier, entre les pompiers et le SMUR pédiatrique, dit, lui, qu'il a tout vu. Et que, lorsqu'il est sur une intervention, il est dans un « tunnel, gestes techniques. J'évite de nouer des relations ». « Tout vu », cela veut dire aussi bien des interventions purement médicales, parfois très graves, qu'arriver dans un pavillon de banlieue et trouver un père qui s'est suicidé avec un Magnum 357, après avoir abattu ses deux enfants, dont les corps gisent sur le lit conjugal. Ou cet autre drame, une intervention là encore, avec un homme qui avait jeté son bébé par une fenêtre. Ces deux interventions, il en parle spontanément. Mais il est obligé de s'arrêter, les larmes aux yeux. Ces deux histoires ont déjà plusieurs années, mais elles sont gravées à jamais dans son esprit. On marque une pause, on repart sur les accidents dramatiques, et cet effet qu'ils produisent sur la vie de tous les jours. « Voir sous la surface », ça impacte et ça peut enclencher un réflexe d'attention de tous les instants qui n'est pas forcément celui de tout un chacun. « Tu fais le petit garçon qui décède parce qu'il était sur le canapé en train de sauter, qu'il est tombé et s'est fracassé la tête sur la table basse du salon familial. Et là, chez moi aujourd'hui, quand je vois mon fils monter sur le canapé, je dis : "Tu descends tout de suite." »

« Bah, tu vois, j'envie un peu les gens qui ne connaissent pas tous ces dangers, me dit Caroline, l'infirmière. Parce que, dès que tu vois un gamin monter sur un mur, un bébé dormir sur le ventre, ou un môme avec un collier de perles en plastique autour du cou, tu penses directement à l'accident... Parce que tu en vois tout le temps. Donc j'envie un peu ces gens qui sont un peu innocents, souligne-t-elle en riant, ces gens qui peuvent se dire : "C'est pas grave, il a un collier de perles, c'est juste joli." »

Toujours ce côté montagnes russes. Cette inquiétude latente qui laisse voir l'accident potentiel là où tout un chacun ne voit qu'un jeu. En même temps, c'est une mission, une vie, si particulière qu'elle permet de prendre de la hauteur vis-à-vis des tracas du quotidien. « Travailler dans un service comme le mien, ça change complètement ton point de vue, dit Caroline. Parce que, des fois, quand t'es pas bien, tu t'es disputée avec ton conjoint, t'as un petit truc qui t'arrive, et que tu fais une mort subite d'un mois, tu relativises complètement le reste. Tu te dis : "Moi je me prends la tête pour des trucs minables, alors qu'il y a des gens qui vivent des trucs horribles." »

Fort heureusement, ces histoires restent « l'exceptionnel », décrit par Benoît, le chef de service. Il y a aussi les interventions qui permettent de sauver une vie, en se battant contre le temps, les minutes qui passent sur le chronomètre et qui peuvent conduire à la mort. Avec ce sentiment indicible, que résume ainsi Caroline, l'infirmière : « Je pense qu'il y a peu de métiers où tu rentres chez toi le soir ou le matin avec la sensation d'avoir sauvé une vie. » Et d'ajouter, presque sur le ton de l'excuse : « Tu vois... Cette adrénaline, c'est peut-être un petit peu... égocentrique. »

Un soir de novembre. Le SMUR pédiatrique est appelé pour prendre en charge une enfant de 6 ans, rapatriée d'urgence par avion de Perpignan à Paris, direction le Kremlin-Bicêtre. Sur le tarmac de l'aéroport balayé par un vent glacial, les smuristes embarquent dans le véhicule la gamine qui, quelques heures auparavant, a sombré dans le coma, le foie gravement touché par une intoxication. L'enfant doit être greffée en urgence, sinon, c'est la mort assurée. Il faudra moins de vingt-quatre heures pour trouver un organe compatible. Quand elle en parle, Caroline revit cet épisode comme une véritable course, une bataille à l'issue heureuse, qui débouche sur un moment magique. L'enfant a été opérée avec succès et s'en est sortie. Caroline la revoit quelques jours plus tard à l'hôpital, il fait nuit. Avec la gamine, elle parle de la vie, de Paris, et soudain l'enfant explique qu'elle n'a jamais vu la tour Eiffel. Cette phrase va rester dans l'esprit de la jeune femme, qui se rappelle alors qu'une grande baie vitrée, dans les étages de l'immense Kremlin-Bicêtre, donne sur la capitale. Et que la tour Eiffel trône dans ce panorama de carte postale. « Un soir, on l'a mise dans un fauteuil roulant et on l'a sortie de sa chambre en lui disant : "Viens, on va se promener." Et on l'a emmenée au bout du couloir, devant cette grande vitre avec vue sur Paris. Il faisait déjà nuit. Et elle a vu la tour Eiffel scintiller à travers la baie vitrée. Je pense que je garderai toujours le souvenir du visage émerveillé de cette gamine. Elle avait les larmes aux yeux... »

Caroline aussi a les larmes aux yeux en repensant à cet instant. Et à cette intervention sur le fil du rasoir, où tout aurait pu basculer. « C'est vrai que tu te dis que, quinze jours avant cette soirée, elle était presque morte. Et là, elle s'ébahit devant la tour Eiffel. Et de penser qu'on y est un peu pour quelque chose... »

Des histoires dramatiques, des moments magiques et, entre les deux, bien plus souvent, un quotidien qui se rapproche plus de cette nouvelle intervention sur laquelle nous partons. Appel d'un service d'urgence d'un hôpital qui ne parvient pas à stabiliser un enfant de 4 ans, arrivé avec une forte fièvre, et en insuffisance respiratoire.

Salle de soins à la lumière néon. Le garçonnet est installé sur un brancard roulant, semi-couché, un masque à oxygène sur le visage. Ses parents à ses côtés sont terriblement inquiets. La médecin smuriste ausculte le bambin, interroge son père et sa mère, jette un œil aux radios des poumons et ne semble pas plus inquiète que ça. L'hôpital fait la transmission du dossier à l'équipe du SAMU, qui transporte le petit à l'hôpital Necker, après lui avoir donné une forte dose de ventoline. Dans l'ambulance, où sa mère est présente, son état s'améliore déjà. En fait, l'enfant a, semble-t-il, fait une grosse crise d'asthme, un asthme non encore diagnostiqué, ce que devront confirmer plus tard les équipes de Necker.

Des angoisses parentales et des maladies enfantines apaisées, loin des interventions les plus dures, ces instants de petits riens où l'on s'occupe des choses les plus simples pour que la vie retrouve sa normalité quotidienne : « Tu vois, les enfants, ils arrivent, ils sont malades, et tu passes une dose d'antibio, un coup de Doli, et une heure après tu les vois en tricycle dans le couloir. C'est ce qu'il y a de génial avec la pédiatrie. C'est l'envie de vivre…

Quand tu vois la force de vivre d'un gamin, même s'il est polymalfoutu... », m'explique Paula, jeune urgentiste du SMUR, dans l'ambulance qui nous emmène vers Necker.

Paula, je l'accompagnerai plus tard lors d'un nouveau transport secondaire, d'un service de réa-néonatalogie vers un service pédiatrique. Encore avec un petit prématuré dans une couveuse, un enfant tiré d'affaire lui aussi. À l'arrière de l'ambulance, nous sommes assis côte à côte sur les sièges latéraux, ceintures de sécurité enclenchées, avec le bruit un peu étouffé de la sirène que Ronan, l'ambulancier, déclenche à chaque carrefour, et la porte du petit frigo contenant des médicaments qu'il faut claquer lorsqu'elle s'ouvre dans les virages. Paula parle encore de magie, en face de cette couveuse où, derrière la vitre, un minuscule pied gigote. Et puis l'écran avec ces deux lignes de constantes qui disent la vie. Et Paula qui m'explique : « Tous les enfants que tu as là, les fameuses MMH (maladie des membranes hyalines, une insuffisance respiratoire liée à la prématurité), c'est-à-dire l'immaturité pulmonaire. Un des bébés Kennedy est décédé de ça dans les années 1960. Tous ces enfants mouraient. Parce qu'on n'avait pas les moyens de les sauver, ni la technique. Depuis, on sait les récupérer et pallier ça. Alors ils vont vivre, rentrer chez eux et grandir tranquillement. »

Sauver des enfants nés bien trop tôt, avoir leur vie entre les mains, une merveille, une capacité qui peut donner à certains, « au début », ce que Paula appelle « le complexe de Dieu ». Et pour s'en garder, « il faut de la dignité, de l'humilité ». De sa voix posée, douce, elle raconte cette obligation de ne pas se croire surpuissant. Avec cette mise en garde : « Se laisser aller à la toute-puissance ne peut que conduire à la souffrance interne, qui va te pousser à aller trop loin. Parce que tu n'arrives pas à accepter le décès, la douleur, la tristesse, la misère humaine. Et ça va te causer un stress post-traumatique. »

Paula n'a pas d'enfant et vit actuellement seule. À 31 ans, elle a encore envie de tout découvrir, tout la passionne, son esprit ressemble un peu à une balle de squash qui rebondit inlassablement sur les murs. Et si elle a réussi à dépasser le « complexe de Dieu », elle a également développé une capacité impressionnante à « faire avec » la charge émotionnelle de son travail.

« Le problème, ça reste toujours qu'on a peur de la fin. Moi, je n'ai pas peur de la fin. J'ai peur de la douleur, j'ai peur de la souffrance de l'autre. Pouvoir accompagner une fin, en revanche, ne me pose pas de problème, ce qui ne veut pas dire que je n'ai pas d'émotion, au contraire », assure-t-elle, installée sur le dossier d'un banc, à l'entrée de la base du SMUR où deux véhicules blancs sont garés. Elle poursuit, en expliquant que le fait de ne pas avoir d'enfant fait, pour elle, « une grosse différence », en empêchant le risque de se projeter sur quelque chose de personnel. Elle raconte que, lorsqu'elle était encore en faculté de médecine, elle avait eu à travailler sur le cas d'une adolescente de 16 ans qui avait un cancer incurable. « Un truc prolifératif de merde. Tu la vois, tu te sens un peu comme elle, et là putain ça te fait quelque chose. Mais le monsieur de 50 ou 60 ans en phase terminale, ça te parle pas autant, sauf s'il a la tronche de ton père. » « Quand on a fait tout ce qu'on a pu, qu'on l'a compris, que je sais que tout a été fait, que l'enfant est calme, tranquille, je vais être là pour cette famille, je vais être là pour ce gamin, pouvoir lui dire : "Je suis là, t'es pas tout seul." Et ça me tranquillise. Énormément. Parce que c'est la solitude, qui nous emmerde. Ta peur de la fin, c'est aussi se demander : "Est-ce que je vais partir seul ?" »

Et ensuite, passer à autre chose. D'où, là aussi pour elle, le choix de l'urgence. « Un gros stress, une peine, et ensuite je ne te vois plus », dit-elle avec le sourire. Suivre une famille, la prendre en charge sur un plus long terme après une mort inattendue du nourrisson, elle dit que ça, par exemple, elle ne pourrait pas, qu'elle se connaît, et qu'elle s'engage trop, jusqu'à risquer de craquer. Qu'elle a déjà essayé, et que même la psychologue du service lui a dit de faire autre chose parce qu'elle avait tendance à vivre le deuil avec la famille, les parents, bref à s'insérer émotionnellement au sein d'une histoire qui, au fond, n'est pas la sienne.

Si la dimension « enfant » ajoute une charge émotionnelle, elle est aussi présente en SMUR adulte, où l'on est confronté à des situations critiques, plus que dans les services d'urgences des hôpitaux. Le fil du rasoir, toujours. Sauver des vies, essayer en tout cas, c'est ce qui a plu d'emblée à Sabine, alors qu'elle se destinait à la gastro-entérologie.

Médecin urgentiste depuis dix ans, elle partage son temps entre les urgences d'un grand hôpital et le SAMU-SMUR du 93 (Seine-Saint-Denis) qui y est rattaché. Par choix. Pour elle, l'urgence tient du « coup de foudre », et c'est un métier qui n'est pas donné à tout le monde. « J'étais en dernière année d'externat, et j'ai fait mon dernier stage d'externe au SAMU-93. Ma première intervention SMUR, c'était un arrêt cardiaque d'un jeune homme de 25 ans qu'on a récupéré, avec aucune séquelle après. Ça a été une révélation. Je me suis dit : "Mais on sauve vraiment des vies" », raconte-t-elle aujourd'hui, installée à la cafétéria de l'hôpital pour une pause de vingt minutes, tandis que son portable n'arrête pas de vibrer sur la table. « On a tout de suite l'aboutissement de nos efforts. On sent qu'on rend service à la population. Et je n'ai jamais regretté. »

Dix ans qu'elle navigue entre les urgences et le SMUR. Touchée, passionnément touchée. Y compris par des instants inoubliables, des situations de pure humanité qui dépassent le côté technique. Comme ce couple dans une cité, chez lequel son équipe SMUR intervient pour « récupérer » le mari qui vient de faire un infarctus, et dont la femme a préparé le thé pour les smuristes. Ou cette intervention en urgence, où l'équipe pratique un accouchement à domicile parce qu'il est trop tard pour aller à l'hôpital. Sauver une vie, aider à naître, parfois aussi soutenir pour accepter la mort qui vient. « Pas plus tard qu'hier, j'ai annoncé une fin de vie à une dame de 89 ans. Son mari. Elle s'est jetée dans mes bras et s'est mise à pleurer. C'est touchant, on ne peut pas rester de marbre en fait. Et quand je me réveille le matin, je ne me dis pas : "Mince, encore une journée." Mais plutôt : "Qui je vais découvrir ? Qu'est-ce que je vais voir ? Quelles sont les relations que je vais partager avec les patients." »

Les patients, et l'environnement. Christian, médecin urgentiste au SMUR, est régulièrement amené à intervenir dans les cités, les « quartiers sensibles », avec les ambulances du SMUR 93. Il explique aux jeunes soignants qui rejoignent son équipe qu'il faut oublier les stéréotypes et la leçon de morale sur les terrains un peu compliqués. Et qu'il faut parfois discuter. Et ne pas hésiter à demander son chemin, même si on le connaît, à dire qu'on va chez monsieur ou madame untel. « Et là tu te retrouves avec des gars qui habituellement font le guet et courent devant l'ambulance pour t'emmener au bon bâtiment. » Entrée d'immeuble. L'équipe en blanc pénètre dans le hall où sont rassemblés des jeunes. Dire bonjour en entrant. « Mon boulot, c'est médecin. Ce que ce groupe fait là, ce n'est pas mon problème. Je viens secourir, aider, soigner. Je ne suis pas juge ni policier. Le reste est juste une question de politesse qui évite d'être emmerdé ensuite parce qu'on t'accuserait d'avoir manqué de respect à tel ou tel. Notre boulot, c'est d'aller partout, sur tous les terrains, on vit avec la population. »

Franck, lui aussi, est chef d'un SMUR en région parisienne. Et lui aussi a de la bouteille, une trentaine d'années de carrière, une vie dehors, avec une femme et des enfants aujourd'hui grands. Le SMUR, lorsqu'il sort pour un arrêt par exemple, débarque dans le salon ou la cuisine familiale et chamboule tout. Un immeuble de banlieue, un soir d'hiver. Franck part pour un arrêt cardiaque avec l'équipe. Il y a dans l'appartement un mari effondré, paniqué. Et quatre enfants, petits, qui dorment dans la chambre. La femme, 34 ans, est couchée au sol, dans le salon. Il faut écarter la table basse, pousser des meubles, lancer très vite un protocole de réanimation, massage cardiaque.

L'équipe essaie de faire le moins de bruit possible pour ne pas réveiller les enfants. Les minutes, longues, s'écoulent. Pas de pouls. Franck n'arrive pas à comprendre pourquoi il n'arrive pas à récupérer cette jeune femme.

Après trente minutes infructueuses, il prend la décision d'arrêter, « prendre la décision de faire basculer ce qui était une patiente vers une morte », dit-il en se souvenant de cette intervention. Et puis, après quelques minutes, il ajoute en me regardant : « Il n'y a que Dieu qui prend cette décision normalement. Et donc, ce n'est pas que je me prends pour Dieu. Ce que je veux dire, c'est que dans l'échelle inconsciente des responsabilités qu'on a à prendre, ce n'est pas anodin du tout. » Il compare cela aux choses de la vie courante. Les gens font leurs courses, s'amusent, travaillent, rentrent chez eux en voiture ou dans les transports en commun, dînent seuls ou en famille, bref, l'image de la vie quotidienne d'une ville, dont les lumières s'allument à la nuit tombée, avec les phares des voitures, vision similaire à celle de certains films. L'image accélérée, jolie mais banale, d'une ville qui vit. Et au milieu de cette normalité, quelque part derrière une de ces fenêtres éclairées, il y a peut-être la vie d'une famille qui vire au drame avec, à genoux à côté d'un corps inerte, un Franck habillé de blanc qui s'acharne pour essayer de refaire battre un cœur. Et qui va, seul, prendre la responsabilité au bout de plusieurs dizaines de minutes sans reprise de pouls, de rythme cardiaque, de respiration, de dire : « C'est fini. » « Ça impacte. Ça impacte forcément notre jugement, notre vision des choses, après, par rapport à la vie courante. C'est moi qui vais décider du moment où elle va mourir puisque j'arrête la réa. Quand on est amené à prendre ce genre de décision, qu'on peut être amené à prendre tous les jours, on se retrouve face à deux risques : banaliser ou être trop fortement impacté au point de ne plus oser prendre de décision et de laisser les autres se démerder. »

Toujours réussir à trouver l'équilibre. Franck explique qu'il pourrait très bien soutenir : « Je sais gérer, il n'y a pas de problème », mais qu'en fait la seule chose qu'il peut dire, c'est qu'il a « l'habitude, en essayant de ne pas banaliser ».

Xavier, 47 ans, est aujourd'hui chef d'un grand service d'urgences. Et d'un SMUR. Sauf qu'il « pilote » le service, mais ne sort pas. Le SMUR, il en a fait pendant des années, sur le terrain. Grand gaillard à lunettes, barbe de trois jours, il explique comment l'hôpital protège de l'identification au patient. Parce qu'il y a la blouse comme une carapace, un service anonyme où tout le monde passe. Le blanc des murs, des couloirs un peu tous pareils, son bureau en somme. Alors qu'en SMUR les barrières matérielles sautent. Et c'est dans la tête qu'il faut les préserver. Parce que, dit-il, « vous entrez chez les gens. Vous arrivez avec votre mallette, les appareils, vous explosez tout l'intérieur de la maison. Et après vous leur dites : "Bah, mamie est morte." Ou : "Ton père est mort", ou "Votre fils est mort ou va mourir." Ça peut arriver aux urgences à l'hôpital. Mais quand c'est nous en SMUR, c'est dramatique, car les gens n'ont pas le temps de s'y préparer. C'est ça la différence. C'est l'ange de la mort un peu, hein… On n'est pas là pour annoncer des bonnes nouvelles ».

Il regarde par la fenêtre et reprend : « La mort, la maladie, c'est dégueulasse, c'est injuste. Et des fois, les gens croient qu'ils sont immortels, ils croient que papa et maman sont immortels. C'est les arrière-cours qu'on fait. C'est le moment où on disparaît de la scène. Quand vous êtes malade, vous ne faites plus partie de la société. »

Selon les agences régionales de santé, les SMUR effectuent en France environ 800 000 interventions par an.

800 000 interventions pour sauver. Ou pas.

Voir derrière le rideau, les coulisses du grand théâtre de la vie. Caroline dit qu'elle ne pourrait pas faire autre chose. « C'est un beau métier. » Même si elle trouve qu'avec dix ans d'ancienneté, et les responsabilités de son travail, le salaire mensuel net de 1 900 à 2 000 euros qu'elle touche ne suit pas.

Un beau, un très beau métier. Et pourtant contesté au printemps 2018, cible de reproches, d'insultes, d'agressions même. Ne pas aimer les smuristes ? Cela paraît impossible. Et pourtant, selon certains d'entre eux, un drame, la mort de Naomi Musenga, cette jeune femme de 22 ans éconduite par l'opératrice du SAMU de Strasbourg en décembre 2017, qui a marqué l'opinion publique, a un peu changé la donne et leur est régulièrement rappelé.

6

Naomi

« Le 13 novembre 2015, après le Bataclan et les attentats de Paris, on était des héros. Et puis trois ans après, avec l'affaire Naomi, on est des salauds… » Ces mots, c'est Caroline, l'infirmière du SMUR, qui les lâche. Exagération ? Pas forcément. Les smuristes, les ambulanciers, voire plusieurs urgentistes que j'ai rencontrés, parlent encore du décès dramatique de Naomi Musenga.

Naomi Musenga, c'est cette jeune femme de 22 ans qui, le 29 janvier 2017 à Strasbourg, se tordant de douleur, angoissée, paniquée, appelle police-secours qui la renvoie vers les pompiers, lesquels transfèrent l'appel au Centre 15 du Bas-Rhin. L'assistante de régulation médicale qui répond la traite sèchement, sans entendre son angoisse, sa plainte, comme une gamine qui solliciterait tous les numéros d'urgence du département pour rien, avant de la renvoyer vers SOS Médecins. Naomi parviendra à appeler SOS, qui sollicitera à nouveau le SAMU. Elle sera finalement transférée au nouvel hôpital civil de Strasbourg dans l'après-midi, où elle décédera quelques heures plus tard.

Ce drame, révélé en avril 2018, et qui fera l'objet d'une enquête de l'IGAS relevant plusieurs dysfonctionnements au 15 du Bas-Rhin, a bouleversé le pays entier. Il a aussi provoqué une vague inédite d'insultes et de menaces à l'encontre des SAMU et des urgentistes, notamment sur les réseaux sociaux, dont la presse se fera largement l'écho à l'époque.

Le quotidien *Ouest-France*[1] rapporte ainsi que la direction de l'hôpital de Strasbourg « a pris des mesures de protection des personnels et des locaux », que « des agents ont porté plainte après la diffusion de leurs noms, adresses et numéros de téléphone sur Twitter ». Le journal note même que, bien loin du Bas-Rhin, à Toulouse et Bayonne, « les urgentistes sont aussi pris à partie ».

Le Monde, de son côté[2], révèle que les coordonnées de « Cécile F. », une des opératrices du SAMU 67, qui ne travaillait pas le jour de l'appel de Naomi Musenga et ne l'a jamais eue en ligne, ont été diffusées sur Twitter : « Nom, prénom, adresse, téléphone : aucune information personnelle n'est épargnée », souligne le quotidien. Avec ces précisions glaçantes : « Trois clichés accompagnent le tweet : l'un d'entre eux est une photo

1. *Ouest-France*, 11 mai 2018.
2. *Le Monde*, 15 mai 2018.

de famille montrant la jeune femme entourée de son mari et de ses deux enfants en bas âge. Aucun de leurs visages n'est flouté. “N'hésitez pas à la contacter pour lui souhaiter de mourir très vite”, conclut le message. » « Sur le réseau, les insultes s'enchaînent et se comptent par milliers », note encore *Le Monde*, qui précise que les enfants, menacés, ont dû être déscolarisés et que la famille a été contrainte de déménager.

Plusieurs mois après le battage médiatique, les marches blanches, le bouillonnement des réseaux sociaux, les urgentistes en parlent encore.

Septembre 2018. Nous sommes à 1 000 kilomètres de Strasbourg, dans un grand hôpital public en France. Jérôme est chef de service aux urgences. Cela fait plus d'une heure que nous discutons de son travail, de son rôle. Et puis arrive spontanément, de sa part, le drame de Strasbourg, lorsqu'on parle de la violence. « Cette affaire a des conséquences énormes. Vous avez le “SAMU *bashing*”, le “Urgences *bashing*”. C'est quand même insupportable, c'est très difficile. Et là, je pense qu'on est arrivé à la croisée des chemins. C'est-à-dire qu'il y a beaucoup de gens dans mon milieu qui considèrent qu'ils n'ont pas mérité ça. Et qu'il va falloir que ça s'arrête. Je ne sais pas ce que ça donnera à terme. »

Le choc est aussi perceptible dans ce SAMU des Hauts-de-Seine, en banlieue parisienne. Caroline, l'infirmière, dit l'horreur et la tristesse que suscite ce drame en elle. « Tu te mets à la place de la famille, mais aussi à la place de l'assistante de régulation. Je pense que la nana, elle ne doit vraiment pas être bien. Et puis ça a fait encore casser du personnel soignant, encore une fois on a tapé dessus. Quand tu lis les commentaires sur les réseaux sociaux, ça fait flipper, hein, tu te dis purée… »

Caroline, qui travaille également avec les pompiers, explique que ce drame a eu des conséquences sur certaines interventions et qu'il y a une volonté d'éviter toute nouvelle affaire de ce type, quitte à « sortir » pour rien. « Il y a quelques jours, j'étais chez les pompiers et on en discutait, me raconte-t-elle, un peu agacée. Eux, affirme-t-elle, ils ont vu leur taux d'intervention augmenter d'environ 15 % depuis cette histoire. Parce que maintenant, si les gens appellent, même pour rien, ils décalent parce qu'il y a une peur que cette histoire recommence, et les gens exigent… » Caroline me rapporte alors une intervention à laquelle elle a participé, une semaine avant notre discussion : « Quand on est arrivés, le monsieur qui nous avait appelés nous a dit : "Bon, bah, c'est bon, mon sac est là, on va à l'hôpital." Je lui ai dit qu'on n'était pas un taxi, mais les pompiers. Mais tu ne peux rien faire. Tu fais un bilan et puis tu le transportes. Et pendant ce temps-là, peut-être qu'à trois rues il y a quelqu'un qui a vraiment besoin, et on n'est pas dispo… »

Parmi les urgentistes et les smuristes que j'ai

rencontrés, personne n'est étonné par ce qui s'est passé à Strasbourg. Une phrase, dans leur bouche, revient tel un leitmotiv. « Naomi, c'est chronique d'une catastrophe annoncée. »

Patrick Pelloux, l'urgentiste le plus célèbre de France, qui travaille au SAMU de Paris, explique qu'aujourd'hui, au SAMU et sur sa plate-forme téléphonique, « tu fais tes heures en "régul" en serrant les fesses pour qu'il n'arrive rien ». Les sorties pour rien, il y en a plus d'une. « On a fait une inter' il n'y a pas longtemps. Lorsqu'on est arrivés, la femme qui nous avait appelés n'était pas là. C'est son père qui a ouvert. » La femme était partie à la pharmacie chercher des médicaments pour un mal de ventre après avoir appelé le SAMU pour une douleur thoracique. « On a parfois des patients qui nous mentent, qui savent ce qu'il faut dire pour déclencher un départ. Ça devient très compliqué… »

Avant qu'une équipe du SMUR ne parvienne jusqu'à vous, il y a donc le centre d'appels avec son numéro, le 15. On le compose pour se rendre dans une maison médicale de garde ; parce qu'il est 22 heures et que le petit dernier a 39 degrés de fièvre et qu'on ne peut pas avoir un médecin ; parce que c'est vendredi soir et qu'on a très mal à la gorge ; et dans ce flux parfois, aussi, parce que c'est beaucoup plus grave.

Lorsqu'on compose le 15, on ne tombe pas

tous au même endroit. Si le numéro est national et l'organisation la même pour tout le pays, les SAMU-Centre 15 sont au nombre de 102 en France[1], au moins un par département. Ce numéro national oriente vers le SAMU situé au plus près du lieu d'appel. Un appel passé de Strasbourg aboutira donc au centre de réception et de régulation des appels (CRRA) du SAMU-Centre 15 du Bas-Rhin (SAMU-67), un autre au même moment dans les Hauts-de-Seine au Centre 15 du département 92, tandis qu'un autre passé depuis Marseille arrivera à celui des Bouches-du-Rhône (SAMU-13).

Chacune de ces plates-formes téléphoniques est composée d'auxiliaires de régulation médicale (ARM, les premières personnes qui vont décrocher) et de médecins régulateurs, qui, pour les cas les plus graves, déclencheront l'envoi d'un véhicule médicalisé du SMUR (service mobile d'urgence et de réanimation).

En 2016, selon le ministère de la Santé, le SAMU a reçu près de 25 millions d'appels au niveau national, contre 10,7 millions en 1997 et 4 millions neuf ans plus tôt, en 1988. En trente ans, le SAMU est donc devenu bien plus qu'un service d'urgence vitale. En fait, un véritable « call center » pour toutes les demandes médicales de la population sur un département, dès lors que les cabinets des

1. Source : SAMU-Urgence de France, 2015.

médecins de ville sont fermés : week-ends, jours fériés, période de ponts, de fêtes, vacances, soirées, nuits, etc.

Et en vingt ans, les Centres 15 auront donc vu quasiment tripler le flux d'appels qu'ils gèrent, sans que les moyens suivent forcément, au même titre que les urgences des hôpitaux, dont la fréquentation ne cesse de croître année après année. Selon les chiffres officiels, en 2016, les urgences des hôpitaux avaient enregistré 21 millions de passages, contre 10,1 millions en 1996[1].

« La médecine traditionnelle de recours diminue et on n'a pas prévu que, par vases communicants, les SAMU et les urgences allaient avoir une augmentation de demandes extrêmement importante », déplore le médecin responsable d'un Centre 15 de la banlieue parisienne. Un contexte qui multiplie le risque d'erreurs, mais qui ne l'excuse pas dans la mesure où l'opératrice du SAMU 67 aurait dû passer l'appel au médecin régulateur ou le consulter sur le cas de Naomi au lieu de traiter sèchement son appel.

Cette situation dégradée, « tout le monde la connaît. Et on n'a jamais aucune réponse vis-à-vis de ça », s'énerve Jérôme, le chef de service des urgences. « Et après, les ministres, quand ils arrivent,

1. Données statistiques de la Direction de la recherche des études, de l'évaluation et des statistiques.

feignent de s'étonner. C'est de la politique de bas étage, quoi. La gestion du SAMU de Strasbourg, c'est lamentable. C'était un truc inévitable, inévitable. Sauf que, pour un drame qui sort, combien ne sortent pas ? me lance-t-il. On le dénonce, tous les chefs de service le dénoncent. On sait tout ça très bien. Et ça ne fait qu'empirer. »

Ce qu'il dit en cette fin d'été 2018 résonne de manière étrange et fait écho aux propos de la ministre de la Santé Agnès Buzyn, après l'affaire de Strasbourg, quatre mois plus tôt. Le 24 mai, la ministre déclare en effet sur France Inter qu'une dizaine de cas similaires lui ont été signalés en France par les agences régionales de santé (ARS), et juge même ce chiffre « sous-estimé ».

Et si l'IGAS a mis au jour des dysfonctionnements au SAMU de Strasbourg, des procédures pas, ou mal, respectées, si l'opératrice a été démise de ses fonctions et le directeur du SAMU-67 a dû démissionner, les choses ne semblent pas avoir bougé ailleurs en France.

Le travail d'assistante de régulation, Cécile F., la jeune opératrice menacée, l'a exercé pendant cinq ans et y renonce désormais après l'avalanche d'insultes et de menaces consécutives à l'affaire Naomi. Et son travail, voilà ce qu'elle en disait au quotidien *Le Monde* : « On fait du quarante appels de l'heure, et quand on arrive à faire deux pauses pipi dans la journée, on est contents. On ne peut plus travailler dans ces conditions. Il y a eu un drame et c'est dommage qu'on doive en arriver là pour être entendus[1]. »

En octobre 2018, lorsqu'on discute de cette affaire, Caroline, l'infirmière du SMUR, résume le contexte ainsi : « Les gens voient tellement de bobologie dans la journée que, quand le truc grave se présente, tu finis par passer à côté parce que tu es tellement blasé, t'en as pris tellement plein la tête toute la journée des "ça me brûle quand je fais pipi", "j'ai de la fièvre depuis trois jours"… Au final, quand la personne arrive avec un symptôme assez grave, tu risques de passer à côté. » Toujours le même problème, sous-effectif chronique, fatigue et risque de « banaliser », par inadvertance.

« Chronique d'une catastrophe annoncée », disent les urgentistes. Tellement annoncée que six mois avant la mort de Naomi, en juillet 2017, un rapport de la Commission des affaires sociales du Sénat sur les urgences hospitalières tirait la sonnette d'alarme[2]. Ce rapport soulignait l'extrême fragilité de la première ligne recevant le flux

1. *Le Monde*, 15 mai 2018.

2. Rapport d'information du 26 juillet 2017 de la Commission des affaires sociales du Sénat, sous l'égide de Laurence Cohen (sénatrice du Val-de-Marne, groupe communiste, républicain, citoyen et écologiste), Catherine Génisson (sénatrice PS du Pas-de-Calais) et René-Paul Savary (sénateur LR de la Marne).

d'appels. Ce que décrivent les 109 pages de ce document, c'est la montée en puissance du nombre de consultations dans les services d'urgences, et parallèlement celle du nombre d'appels au 15, qui « tendent à s'éloigner de plus en plus de la seule prise en charge des urgences vitales et de la traumatologie grave, pour laquelle ils avaient été principalement conçus et pensés ». Des services qui, aujourd'hui, seraient « proches du point de rupture ». Tout simplement parce que « l'évolution des modes d'exercice libéraux ne permet plus de répondre à l'ensemble des demandes, qui se reportent de ce fait sur les urgences hospitalières [...]. Il en résulte que le périmètre de compétence des services d'urgences se trouve *a priori* illimité : en pratique, ils prennent en charge l'ensemble des soins que la médecine de ville ne peut ou ne veut plus assurer ». Un mouvement qui s'est accentué à partir de 2003, lorsque les gardes obligatoires en médecine libérale ont été supprimées.

Comme amortisseur, c'est le réseau des associations SOS Médecins qui, traditionnellement, prend en charge la continuité des soins lorsque les cabinets médicaux sont fermés. Or, le rapport souligne que l'activité de cette structure tend, elle aussi, « de plus en plus à se déployer en continu pour faire face à l'accroissement de la demande de soins non programmés ». Et que, de ce fait, l'activité de continuité des soins de SOS Médecins a augmenté de 35 % rien que ces quatre dernières années.

« SOS Médecins ? Mais SOS Médecins, ça existe ici, à Paris et dans des grandes villes, et pas toutes », souligne en plus Christophe Prudhomme, l'un des porte-parole de l'AMUF. Qui ajoute que, pour de nombreux patients, « le médecin traitant, c'est le 15 ».

Alors, il faut « réguler ». Et pour cela, il y a donc les Centres 15. En première ligne, dans ces centres d'appels, les auxiliaires de régulation médicale (ARM), appelés aussi PARM (permanenciers auxiliaires de régulation médicale). C'est une de ces auxiliaires que Naomi Musenga a eue en ligne.

« Un vrai paradoxe, souligne le chef de service d'un SAMU. C'est à la fois le maillon le plus fragile, les gens les moins diplômés, les moins formés, tout en étant ceux qui sont en première ligne pour la gestion des appels. » Le rapport du Sénat confirme que « le bon fonctionnement de la régulation médicale repose » sur ces personnels. Et qu'il « s'agit [...] d'un métier très difficile et extrêmement stressant, que l'on fait pourtant bien souvent exercer par des personnes manquant d'expérience, quand ce n'est pas tout simplement d'une formation initiale ». Il note qu'il existe bien en France deux établissements qui dispensent une formation pour ce métier, de niveau bac + 1. Mais il ajoute quelque chose de surprenant : cette formation n'est pas obligatoire et « les professionnels sont directement recrutés par les établissements de santé selon leurs propres critères, [...] fréquemment comme une mesure de reclassement des paramédicaux de l'établissement rencontrant des difficultés dans leur exercice quotidien, auxquels seule une formation minimale est dispensée. [...] En outre, alors que la difficulté de la mission justifierait l'organisation d'un tutorat systématique au bénéfice des nouveaux professionnels, il est le plus souvent impossible à mettre en place en pratique du fait de la faiblesse des effectifs ».

Et de préconiser la mise en place dans les « plus brefs délais » d'une « formation initiale standardisée d'au moins deux ans, sanctionnée par la délivrance d'un diplôme obligatoire pour l'exercice de la profession d'ARM », formation devant « inclure des périodes de stage obligatoire d'au moins six mois ».

Cette faille, la formation doit la colmater avec la mise en place au 1er septembre 2019 d'un diplôme pour les ARM, annonce faite par la ministre de la Santé Agnès Buzyn en janvier 2019... plus d'un an après le décès de Naomi Musenga, donc. Cette formation obligatoire comportera 1 400 heures de cours théoriques et techniques.

Comme toujours, il aura fallu attendre un drame pour commencer à rechercher des solutions à une situation connue de tous.

C'est toujours le même scénario. Tout le monde s'accorde à dire que le système craque de toutes parts. Une commission sénatoriale se penche sur la question des mois durant, se rend sur le terrain, visite des services d'urgences, rencontre des médecins, des directeurs de SAMU et d'hôpital, les organisations d'urgentistes, et sort, le 27 juillet 2017, un rapport extrêmement bien documenté qui dresse un état des lieux alarmant et liste des propositions très précises pour y remédier, dont la mise en place d'un diplôme national.

Et ?

Et il faudra attendre l'automne 2017 pour que les rapporteurs de la commission sénatoriale soient reçus par le cabinet de la ministre.

Et ?

Rien. Aucune suite n'est donnée à leur travail.

Il aura donc fallu attendre la mort de Naomi Musenga et que les circonstances de son décès soient rendues publiques et fassent scandale pour que le pouvoir politique se réveille.

À ce moment-là, et à ce moment-là seulement, c'est le branle-bas de combat à tous les étages ! Les organisations d'urgentistes sont reçues, sous les objectifs des caméras, par la ministre qui annonce la mise en place d'un « contrôle qualité » des SAMU. Et, pour finir, une formation avec diplôme national, soit l'une des mesures préconisées un an auparavant par la Commission…

Un an plus tôt donc. Et cinq mois avant le drame de Strasbourg qui a touché cette jeune femme.

Tout est-il pour autant réglé ?

Certainement pas ! À en croire les urgentistes, tout resterait à faire. Juste avant Noël 2018, la CGT du SAMU-93 (Seine-Saint-Denis) déposait un préavis de grève concernant les conditions de travail des ARM. « Depuis l'affaire Musenga, rien n'a bougé », s'insurge ainsi Christophe Prudhomme, le porte-parole de l'Association des médecins urgentistes de France, en poste au SAMU.

« Aujourd'hui, si vous appelez le SAMU, les délais de décrochage sont parfois de cinq à sept minutes. » Bref, rien n'a changé ou presque… Jusqu'au prochain drame.

7

Giovanna

7 janvier 2017. Il est 15 heures. Une ambulance d'une compagnie privée se gare devant la rampe d'accès de la zone d'attente couchée (ZAC) du service des urgences de l'hôpital Bichat, porte de Saint-Ouen à Paris, devant laquelle stationne déjà un camion rouge des pompiers. Deux infirmiers aident Giovanna, 87 ans, à sortir du véhicule et l'installent sur un brancard. Sa fille, Mado, 49 ans, les accompagne dans le grand hall aux murs jaunes et blancs. Le visage marqué par l'inquiétude, elle procède à l'enregistrement de sa mère – carte Vitale, pièce d'identité – devant le « bocal », pièce à double guichet vitré derrière lequel s'affairent le personnel administratif et des infirmières organisatrices de l'accueil (IOA) en blouse et pantalon verts. Elles procéderont quelques minutes plus tard avec un interne à un premier examen médical succinct et à la prise des constantes pour évaluer le degré d'urgence et déterminer ainsi un temps d'attente. Giovanna, qui avait chuté une fois de plus la nuit

précédente en tentant de se rendre aux toilettes, dans son petit appartement de Saint-Denis, a une insuffisance rénale grave pour laquelle, en ville, le médecin traitant, à la lecture matinale des analyses de sang, a demandé une conduite aux urgences.

En attendant d'être emmenée en zone de soins, Giovanna s'est endormie, allongée sur son brancard roulant rangé en bataille à côté d'une dizaine d'autres, dans un espace au fond de la zone d'arrivée « patients couchés ». Épuisée, elle dort sous le drap siglé des lettres AP-HP pour Assistance publique-Hôpitaux de Paris. Elle dort malgré les allées et venues incessantes, les pompiers qui passent avec leur lot de blessés et les autres « patients âgés dépendants » – entendre plus de 75 ans – arrivés bien souvent avec les pompiers, le SAMU ou une ambulance d'une compagnie privée, qui attendent eux aussi, la plupart endormis, somnolents, ou un peu paniqués et agités. Comme cette petite dame déboussolée qui demande en continu s'il y a quelqu'un et, dans l'indifférence générale, crie en boucle pour qu'on lui allume un téléviseur qu'elle seule voit.

En fin d'après-midi, Giovanna est entrée en zone de soins, accompagnée de Mado, une présence réconfortante et nécessaire. Giovanna, italienne, parle très mal français, ne comprend pas ce que disent les médecins, est incapable de lire une ordonnance et perd aussi un peu la mémoire. Dans la nuit, elle sera finalement hospitalisée en urologie pour trois jours, elle y sera réhydratée par une perfusion, recommencera à manger et les médecins détermineront le degré d'insuffisance rénale. Elle est en fait en début de phase terminale, laquelle nécessiterait une dialyse, traitement lourd, trop lourd pour une personne de cet âge ayant déjà subi, quelques années auparavant, une intervention chirurgicale importante. Et puis Giovanna repartira chez elle, à Saint-Denis, à proximité de l'un de ses fils. Mado vient la voir de plus en plus régulièrement, malgré plus de trois heures de TGV depuis le sud de la France.

Le médecin traitant, lui, plaide en vain pour un placement en maison de retraite, ce que Giovanna refuse obstinément, comme Mado, qui a promis à sa mère qu'elle ne finirait pas sa vie chez « les vieux ». Et puis, de toute façon, avec sa retraite de 1 200 euros mensuels et des enfants ne roulant pas sur l'or, Giovanna ne peut payer seule les 3 000 euros d'un établissement d'hébergement pour personnes âgées dépendantes (Ehpad). Dans chacune de ces institutions, il y a bien quelques places en aide sociale – et Giovanna a droit à l'allocation personnalisée d'autonomie (APA), qui pourrait couvrir une partie des dépenses –, mais ces places, en nombre insuffisant, sont littéralement prises d'assaut et la liste d'attente peut être longue.

Pourquoi ? Parce que la vieillesse n'est aujourd'hui plus seulement une question humaine et sociale, mais aussi un véritable marché. « C'est le ministre de la Santé de l'époque, Claude Évin, qui a ouvert le marché. Il n'y avait aucun groupe privé lucratif dans ce secteur au début, dans les années 1990 », dit aujourd'hui Christophe Prudhomme, médecin urgentiste en Seine-Saint-Denis et porte-parole de l'Association des médecins urgentistes de France (AMUF). « Maintenant, ce sont des groupes qui pèsent plusieurs milliards d'euros et qui s'internationalisent. Le problème, c'est que c'est un marché pour des personnes solvables[1]. Et avec des structures qui posent problème puisqu'elles ne sont pas correctement médicalisées. Parce que avoir un médecin en permanence, c'est trop cher, pas rentable. Dans de nombreux établissements, il n'y a pas d'infirmière la nuit et le week-end. »

Résultat, le moindre problème finit aux urgences. À l'instar de Giovanna, qui, comme des dizaines de millions d'autres, va donc rester chez elle, en une sorte de maintien à domicile contraint. Et, seul recours si nécessaire, multipliera les séjours aux

1. En octobre 2018, l'Observatoire de la mutualité française a publié une étude montrant que le reste à charge (après toutes les aides) pour les personnes âgées en perte d'autonomie était en moyenne de 2 000 euros mensuels pour un séjour en Ehpad, avec de fortes disparités d'un département à un autre.

urgences. C'est ainsi aujourd'hui, pour les patients de plus de 75 ans qui arrivent aux urgences par ces deux canaux, seuls ou envoyés par l'Ehpad.

Les « patients âgés dépendants », Marc, 50 ans, les connaît bien. Chef de service des urgences dans un grand hôpital public du sud de la France, il en voit arriver plusieurs dizaines quotidiennement. Et depuis son propre terrain et son expérience, il confirme les propos de Christophe Prudhomme. « Dans les Ehpad, il n'y a pas de médecins, à part le médecin libéral, de ville, qui passe, qui voit l'infirmière-cheffe pour faire renouveler dix ordonnances. Et les patients qui nous arrivent, c'est soit une infirmière, soit une aide-soignante de l'établissement qui les envoie. Il n'y a pas de trillage médical. Donc le personnel qui a je ne sais pas combien de patients à voir, si l'un d'entre eux ne va pas bien, son seul recours pour éviter d'avoir une famille sur le dos qui lui reproche de ne pas avoir fait ce qu'il fallait, c'est d'appeler le SAMU ou les pompiers, qui, eux, vont directement aux urgences. Et après, à nous de gérer ! »

Ce que disent et ce que vivent les personnels des urgences, un rapport parlementaire du printemps 2018[1] le souligne aussi : « Les Ehpad sont,

1. Rapport de la Mission d'information sur les établissements d'hébergement pour personnes âgées dépendantes, présentée à la Commission des affaires sociales de l'Assem-

par définition, des maisons de retraite médicalisées », rappelle ce document de 105 pages. Mais il précise que ces établissements « sont touchés de plein fouet par les tensions qui pèsent aujourd'hui sur l'offre de soins de ville » et que « le recours à des professionnels de santé salariés comme à des libéraux se révèle souvent être un casse-tête ». Il souligne aussi les difficultés de recrutement de personnels paramédicaux et note « l'absence d'infirmiers de nuit dans la grande majorité des établissements ». Des facteurs qui sont « souvent la cause d'hospitalisations aux urgences, qui auraient pu être évitées dans un certain nombre de cas ». Ce rapport donne même un chiffre ébouriffant qui laisse songeur quant à la manière dont notre société, aujourd'hui, prend en compte les besoins réels en matière de dépendance. Ainsi, 60 % des passages aux urgences des personnes âgées dépendantes envoyées par les maisons de retraite pourraient être évités si les maladies chroniques étaient « correctement prises en charge » dans ces établissements.

Les carences de personnels dans les Ehpad, cette prise en charge bancale des problèmes médicaux en particulier et du grand âge en général, ont d'ailleurs poussé celles et ceux qui y travaillent

blée nationale, le 14 mars 2018, par les députées Monique Iborra (LREM) et Caroline Fiat (FI).

à descendre dans la rue par deux fois en 2018, une mobilisation nationale pour protester contre leurs conditions de travail et le traitement infligé à certains pensionnaires faute de temps, allant jusqu'à dénoncer une « maltraitance institutionnelle ».

Cette « maltraitance », plusieurs infirmières que j'ai rencontrées dans des services d'urgences à l'hôpital m'en ont parlé, des souvenirs douloureux de stages de prise en charge des personnes âgées lors de leur formation.

Comme Caroline, l'infirmière du SMUR. Elle en parle encore avec colère. « Dans les endroits où je suis allée, il y avait un tel manque de personnel que tu finissais par mettre des couches aux patients faute de temps pour les emmener aux toilettes ! C'est horrible ! Moi, j'étais étudiante et je disais à mon infirmière : “Mais je comprends pas pourquoi tu mets une couche, elle est continente.” Et on me répondait : “Je n'ai pas le temps de l'emmener aux toilettes. Donc couche pour tout le monde.” Tu finis par les rendre dépendants, parce que c'est comme les gamins : tu mets une couche, ils finissent par faire dedans. C'est atroce parce que tu te dis qu'en fait c'est toi qui induis la dégradation de leur état… »

Il y a aussi Sylvie, infirmière puéricultrice de 38 ans, qui s'est tournée vers les urgences pédiatriques. S'occuper de « nos aînés », elle s'en rappelle bien et ce n'est pas un bon souvenir… Elle évoque même une « vision d'horreur » et précise : « La première fois que j'ai vu comment étaient changées les personnes âgées, j'ai eu un sentiment de révolte. Je me suis dit que ce n'était pas possible de traiter quelqu'un qui a quatre-vingts années de vie derrière lui de cette façon-là. J'ai refusé de faire comme les autres et on m'engueulait parce que je prenais trop de temps pour m'occuper d'une personne âgée. » Elle soutient les personnels des Ehpad en colère et explique même que cette expérience est l'une des raisons qui ont fait qu'elle s'est tournée vers la pédiatrie, « sinon, je me serais perdue moi-même à essayer de me battre et de dire : "Non, on ne travaille pas comme ça" ».

Giovanna, avec ses 87 ans et son insuffisance rénale, ne fait pas des séjours réguliers aux urgences sur la demande d'une maison de retraite, puisqu'elle ne veut pas et ne peut pas y aller. Mais c'est son maintien à domicile, seule, qui fait qu'elle se retrouve régulièrement aux urgences. Prenons un département comme l'Allier, dixième département de France où le nombre de personnes de plus de 60 ans est le plus élevé[1]. En cette fin d'été 2018, à Vichy, le thermomètre affiche un bon 30 degrés sous un soleil de plomb, quelques jours avant que n'éclatent finalement de gros orages. Dans son bureau où il me reçoit, Frédéric Aguilera, le maire

1. Source : Insee, janvier 2017.

LR de la ville et président du conseil de surveillance de l'hôpital, a une vision assez claire et globale de l'offre de soins en la matière. D'un côté, des médecins généralistes qui partent à la retraite, de l'autre, la difficulté à faire venir leurs jeunes confrères dans cette ville consacrée aux cures thermales, d'autant que, comme partout ailleurs, le modèle du quasi-sacerdoce du praticien de famille ou de campagne qui ne comptait pas ses heures et qu'on pouvait déranger la nuit ou tard le soir a vécu. « Quand on remplace un départ en retraite par un nouveau médecin, il fait beaucoup moins d'heures parce qu'il veut avoir une vie privée, ce qui est tout à fait légitime. Mais cela signifie que, pour remplacer un médecin ancienne génération, il faut deux médecins nouvelle génération, explique-t-il. On peut dire que c'est mal, que c'est bien, on peut faire le réac, dire que c'était mieux avant, peu importe, c'est comme ça. C'est une situation, c'est une évolution de la société. La question, c'est comment on gère ça… »

En parallèle à cela, les maisons de retraite, ici aussi, sont chères et manquent de moyens, avec des listes d'attente. Résultat, selon lui, on « pousse jusqu'au bout la logique du maintien à domicile ». Une belle évolution, dit-il, mais qui connaît aujourd'hui ses limites, surtout si le manque de médecins rend compliqué le suivi médical régulier chez elles pour des personnes âgées qui ne peuvent pas se déplacer. Alors, comme « on a inculqué dans les têtes qu'il fallait rester le plus longtemps possible à domicile, poursuit le maire de Vichy, on y reste tellement jusqu'au bout qu'en général ce sont les pompiers qui viennent vous ramasser le dernier jour, et qui vous amènent directement... aux urgences, sans aucune préparation ».

Février 2018. Il pleut sur la région parisienne. Mado est revenue voir sa mère, dont l'état de santé, physique comme psychique, ne cesse de se dégrader. Mado ne supporte plus de la voir dépérir, d'autant plus que le médecin traitant lui donne désormais une espérance de vie de cinq mois. Elle décide de la ramener chez elle, au soleil de Marseille. Giovanna y reprend couleurs et vitalité, en famille, entourée de son gendre et de ses petits-enfants, deux grands adolescents. Mais Giovanna tombe de plus en plus régulièrement. À chacune de ces chutes inexpliquées, il faut la relever, la rassurer, s'assurer qu'elle va bien. Jusqu'à ce week-end de juin 2018 où Giovanna s'ouvre une arcade sourcilière, en tombant une fois de plus, une fois de trop. Prise en charge par les marins-pompiers de Marseille, Giovanna, un peu déboussolée, est transportée dans le véhicule de secours et d'assistance aux victimes (VSAV) rouge et blanc, sirène hurlante, jusqu'au service des urgences adultes de l'hôpital de la Timone.

Mado, qui avait laissé sa mère avec ses petits-enfants et rentrait d'un week-end chez des amis, se précipite à l'hôpital. Dans le hall d'accueil des urgences du nouveau bâtiment, la Timone 2, quasi désert en ce dimanche soir, elle s'énerve un peu face à la personne de l'accueil, qui, dans un premier temps, ne la laisse pas accéder à sa mère. Mais, aux urgences, on limite l'accès des familles en zone de soins. Pour une question de place, mais surtout de bonne prise en charge du patient. « Gérer le stress, l'inquiétude, parfois les injonctions et la violence de certains proches, peut rendre une prise en charge très problématique. Sans parler de certaines interventions nécessaires que nous pouvons pratiquer en urgence sur une personne pour préserver sa vie, et qui peuvent être spectaculaires et pas forcément belles à voir, explique Emmanuelle, une infirmière de l'hôpital. Et puis, surtout, ça peut être dangereux. Quand tu calcules dans ta tête des doses pour une injection, un médicament, et qu'autour des gens te parlent sans arrêt. »

Sauf que, dans le cas présent, l'équipe médicale comprend assez vite que la présence de Mado auprès de sa mère est nécessaire. Elle sait la rassurer et fait l'interface entre l'équipe soignante et cette vieille dame qui cumule insuffisance rénale, infection pulmonaire, perd la tête et parle essentiellement en italien.

Mado retrouve sa mère, installée dans un box à

paravent. Une interne est avec elle, tente la discussion avec cette vieille dame à l'arcade sourcilière ouverte. Elle lui demande gentiment ce qui lui est arrivé. « Rien », répond Giovanna, avant d'expliquer qu'une chaise lui est tombée, voire lui a sauté dessus. Sa fille traduit. L'échange est un peu surréaliste. L'interne comprend que Giovanna n'a plus toute sa tête. Il faut trouver les causes de la chute, soigner plusieurs infections, faire des analyses, un scanner. Giovanna est donc hospitalisée en post-urgences, ou unité d'hospitalisation de courte durée (UHCD), en observation pour quarante-huit heures. « Je ne voulais pas qu'on lui fasse plein de trucs. Ils lui ont fait un scanner pour voir s'il n'y avait pas d'hémorragie cérébrale suite à la chute. Ils m'avaient dit que, si c'était le cas, ils pourraient intervenir vite. Mais si elle plongeait, moi, je ne voulais pas qu'on s'acharne et qu'on la réanime », dit Mado. Parce que, en fait, les médecins vont très vite découvrir que la chute de Giovanna est liée à son état général. Une fin de vie.

Tard dans la soirée, Mado rentre enfin chez elle. Mais son retour en UHCD le lendemain pour voir sa mère est un cauchemar. Quand sa fille n'est pas là, Giovanna est perdue dans ce monde blanc de l'hôpital, dont elle ne reconnaît pas les visages. Elle s'agite, veut se lever pour aller aux toilettes malgré la sonde urinaire qu'on lui a posée, veut sortir, est parfois projetée des décennies en arrière dans son Italie natale qu'elle revit au présent. Alors, par sécurité, pour éviter une nouvelle chute, une fugue, Giovanna a, dans la nuit, été attachée à son lit, « contentionnée », dit-on à l'hôpital. Sa fille, lorsqu'elle découvre ça, demande qu'on désentrave sa mère et qu'on opte plutôt pour les calmants. Mais plus les jours passent, plus Giovanna connaît des phases d'agitation, demande à sortir, appelle, supplie parfois sa fille d'un « S'il vous plaît madame, s'il vous plaît ». Des Giovanna, il y en a plusieurs en post-urgences. Parfois encore plus agitées. Et une partie de l'UHCD ressemble en fait à un service de gériatrie.

« On a une cinquantaine de patients âgés chaque jour, dont la moitié nécessitent une hospitalisation pour diverses raisons, témoigne un urgentiste du service. Quand je dis âgés, c'est plus de 75 ans. Et on arrive à dégager seulement deux à trois places de gérontologie par jour. Le résultat, la conséquence, c'est qu'on hospitalise dans les urgences. Et dans le service, chaque jour, statistiquement, on fait trente hospitalisations. Et on fait aussi le boulot d'examens, les scanners, les bilans chez des patients qui parfois restent sur des brancards douze, dix-huit, vingt-quatre heures… » En clair, le secteur privé de prise en charge de la dépendance, censé être correctement médicalisé à la base, délègue au service public les missions les plus chères : les examens médicaux, le matériel, les médecins…

La vie est belle dans ce petit monde prétendument si efficient : au public la facture, au privé les profits.

Et notre urgentiste d'ajouter : « Les patients âgés, ça consomme du temps, mais aussi du plateau technique, du scanner, de l'IRM, de l'hospitalisation… Et ça, je pense qu'on n'appréhende pas du tout le volume que ça représente et ce que ça va représenter pour le futur. D'autant plus que certains de mes collègues, qui ne le diront jamais officiellement, les vieux, ça les intéresse pas. »

Cette situation, plusieurs urgentistes l'expliquent aussi par le fait que les patients âgés cumulent souvent plusieurs pathologies, qui peuvent relever de différentes spécialités. « Il faudrait, à l'hôpital général, des services pour de la médecine polyvalente hors urgences. Avec un médecin un peu "chef d'orchestre" qui va gérer la venue des spécialistes. Parce que, autrement, quand vous avez un patient de plus de 75 ans qui a un peu d'insuffisance cardiaque, un peu d'insuffisance respiratoire, un peu de diabète, lorsqu'il arrive aux urgences et qu'il décompense ces trois maladies, le pneumologue dit : "Ah non, c'est de la cardio" ; le diabétologue dit : "Ah non, c'est de la pneumo" ; et personne n'en veut. Alors les urgences se débrouillent », résume Christophe Prudhomme.

Les urgences se débrouillent. Et parfois sont obligées de se battre, comme l'explique Victor, le pédiatre du SMUR passé par les urgences d'un autre établissement. « Un enfant à l'hôpital aujourd'hui, heureusement, aux urgences, je peux faire chier pour avoir des examens parce que c'est un enfant. Parce que c'est le côté moral. Un enfant malade, qui souffre, ça touche, c'est inacceptable. Alors que tu as des vieux qui attendent huit heures et ça ne choque personne. Le proche d'une personne âgée qui vient mettre un coup de pression dans tel ou tel service parce que l'attente pour un examen est trop longue, tout le monde s'en fout. Mais par contre, le côté pédiatrique, tu viens avec le gamin qui est en train de gerber partout, tu arrives un peu encore à toucher la corde sensible. »

Les urgences se débrouillent, notamment avec les UHCD, qui ne sont pas faites à la base et par définition pour des hospitalisations de moyen ou long séjour. Mais faute de places ailleurs…

« Toutes les maisons de retraite qui envoient des personnes âgées en fin de vie ? Celles qui nous arrivent, seules, et qui n'ont pas de place ailleurs ? Il faudrait en faire quoi ? interroge Claire, une infirmière. Les familles ? ajoute-t-elle. Les familles ne peuvent pas forcément garder les personnes à domicile et, même si c'est la fin, elles veulent toujours qu'on essaie un peu plus. Donc, les patients, on les met en UHCD. Moi, à un moment, on m'avait dit : “Mais l'UHCD n'est pas faite pour ça.” J'ai répondu qu'elle n'est peut-être pas faite pour ça, mais l'UHCD, c'est la dernière chance pour ces personnes de pouvoir rester dans un endroit à peu près digne. Et on arrive heureusement à avoir un peu de poids, à transmettre nos convictions. »

De vingt-quatre heures à trois jours maximum. C'est normalement la durée de séjour théorique en UHCD. Dans les faits, et dans bien des cas, cette durée est largement dépassée en fonction des hôpitaux. Faute de places dans les autres services ou dehors. « Les urgences des hôpitaux publics, c'est l'accueil inconditionnel, 24 heures sur 24 et sept jours sur sept. On ne va pas laisser les gens crever dans la rue », explique Morgane, une urgentiste de 37 ans, qui a choisi le service public et compte bien y faire toute sa carrière pour cette raison-là. Soigner, sauver, quels que soient la condition sociale, le revenu, l'origine d'un patient. Problème, « notre mission est de ne pas dire non. Nous, ça, on ne le peut pas. Sauf que, dehors, nous sommes de plus en plus entourés par des gens, des institutions, qui ont le pouvoir de dire non à un accueil inconditionnel. Alors, le dernier recours, ce sont les urgences ».

Une situation qui cause de la souffrance chez les soignants et le personnel paramédical des urgences et des UHCD. Parce que les urgences ne sont ni un service de gériatrie, ni une unité de soins palliatifs, et que les personnels qui y travaillent n'ont pas été formés pour ça. Alors il faut faire avec, jongler. Dans ces conditions, cela fait longtemps que Josiane dit avoir perdu le sourire. « Il faut se battre tout le temps. Et moi, j'ai mal de voir comment on traite nos vieux, et ceux qui n'ont rien », dit cette aide-soignante d'une UHCD qui, à 59 ans, n'attend plus qu'une seule chose : la retraite. Empathique, sensible, Josiane passe du temps avec les patients dans l'UHCD de douze lits de ce grand établissement.

« Ici, dans l'UHCD, on est censés ne pas garder les patients plus de trois jours », dit-elle. Puis elle ajoute en soupirant : « Mais comme la population est vieillissante, on reçoit beaucoup de personnes âgées, dont quelquefois aussi des fins de vie qui ne trouvent place ni dans les services, ni dehors. Au lieu de trois jours, il y a des gens qui vont rester deux ou trois semaines. » Josiane se souvient de certains patients âgés, restés en UHCD trois mois, le temps de se battre pour trouver une maison de retraite. « On pallie les défaillances de l'extérieur », se désole-t-elle, avec le sentiment que, d'année en année, la situation se détériore. « Les patients qu'on reçoit sont de plus en plus âgés, ce qui signifie beaucoup de soins de gériatrie, de gérontologie, voire du palliatif dans un service qui n'est pas adapté et où les patients sont censés entrer et sortir assez vite. En fait, ça devient un nouveau service d'hospitalisation dans lequel on garde les gens. »

C'est exactement ce qui est arrivé à Giovanna. Une dizaine de jours après son arrivée aux urgences de la Timone, elle est toujours alitée dans l'UHCD. Et son état connaît une amélioration. Au point d'envisager une sortie. Sa santé nécessite toutefois des soins quotidiens importants, trop pour qu'elle puisse retourner chez sa fille. Aidée de l'assistante sociale de l'hôpital, Mado remue ciel et terre pour trouver une institution correcte qui accueillerait sa mère en fin de vie, pas trop loin de chez elle, dans une chambre individuelle où elle pourrait, avec un peu de son mobilier, recréer un morceau d'univers familier. Sauf que les centres de convalescence n'ont pas de place. Pourtant, en cette fin du mois de juin, Mado est heureuse, car elle a trouvé et commence, avec l'équipe médicale et l'assistante sociale de l'hôpital, à envisager une sortie pour le lundi suivant, afin de rejoindre une chambre individuelle dans un Ehpad avec un jardin, proche du domicile familial à Marseille. Il faut constituer le dossier, indiquer les revenus de Giovanna. Et dans l'après-midi, c'est la douche froide. « C'était 3 000 euros par mois, et la directrice m'a rappelée en me disant que ça n'allait finalement pas être possible vu la petite retraite de ma mère. J'ai bien interrogé la directrice sur les places en aides sociales, mais il n'y avait que 10 chambres sur 90 ! Et bien sûr toutes prises, avec une liste d'attente. » Une solution est trouvée, mais il va falloir payer l'intégralité des frais de séjour, en prenant les quelques économies de Giovanna, qui pourront couvrir trois mois. Ensuite, il faudra hypothéquer l'appartement de Saint-Denis.

Mais lorsqu'elle comprend qu'elle devrait sortir de l'hôpital pour rejoindre un Ehpad, Giovanna, qui est épuisée, s'enfonce à nouveau. Comme si elle avait décidé de lâcher prise et que le moment était venu.

En ce début du mois de juillet, la nuit est très douce sur Marseille. L'équipe soignante, qui fait désormais des soins palliatifs pour Giovanna, a, depuis quelques jours, installé un matelas par terre, le long de son lit. Mado y passe la plupart de ses nuits. Il est un peu plus de minuit. On traverse les couloirs éclairés au néon, avant de plonger dans la pénombre de la chambre de Giovanna, qui a sombré dans un coma urémique. Moment de calme. Les lumières de la ville scintillent de l'autre côté de la fenêtre. La lumière blanche du couloir filtre sous la large porte de la chambre. Mado s'assoupit, assise en tailleur sur le matelas par terre, le dos appuyé au lit de sa mère qui, amaigrie, les yeux fermés, respire mécaniquement tandis que seul le chuintement de l'oxygène s'impose au silence. En sortant dans le couloir, on croise un groupe d'internes qui discutent devant la salle des médecins. À deux portes de là, une autre patiente âgée crie des choses incompréhensibles.

5 juillet 2018 : « Maman est morte pour de vrai », dit le SMS touchant. Giovanna est partie pour de bon, elle qu'on avait crue si souvent immortelle tant, par le passé, elle reprenait vie alors qu'on la donnait mourante. À l'annonce de son décès, une infirmière qui s'occupait d'elle a pleuré avec Mado. Dans quelques jours, Giovanna repartira de Marseille dans un camion des pompes funèbres pour la Seine-Saint-Denis où ses obsèques auront lieu le 10 juillet. Et d'autres Giovanna, les jours et les semaines suivants, seront hospitalisées en UHCD, à Marseille et ailleurs. Dans un couloir, on croise Cathy, une infirmière cadre : « Même si parfois plus haut ça râle parce que trop de lits sont occupés par des personnes âgées en fin de vie, on tient, on les garde. Parce que, si nous ne sommes pas là pour leur offrir un peu d'humanité, qui va le faire ? »

8

Canicule

Lorsqu'on parle des personnes âgées aux urgences, un souvenir revient immédiatement en tête : la canicule de 2003. Une véritable hécatombe, avec 19 000 morts[1], essentiellement des personnes âgées, bien souvent seules. Dès le début du mois d'août, le thermomètre explose, 35 degrés, plus de 40 dans certaines régions. Et la nuit, la température ne descend pas en dessous de 25 ou 30 degrés. Les urgences sont débordées et voient arriver de nombreux patients suffoquant de chaleur, en hyperthermie. On y meurt. Beaucoup. Et une fois encore, ce sont ces services, en première ligne, qui sonnent l'alerte, alors que personne au gouvernement ne semble prendre la mesure de la gravité de la situation. C'est le 10 août qu'apparaît dans les médias le docteur Patrick Pelloux, urgentiste, qui parle à ce moment-là de cinquante morts rien qu'en région parisienne. Une fois encore,

1. Estimation Inserm.

quelle institution, quel service se trouve directement impacté par les dysfonctionnements de notre société, en l'occurrence l'oubli et la solitude des personnes âgées parmi les plus fragiles, en pleines vacances d'été ? Les urgences ! Le 13 août, le gouvernement va finalement déclencher un « plan blanc », qui doit permettre de fournir des moyens supplémentaires aux hôpitaux. « Cela a sensibilisé à la prise en charge des personnes âgées, mais cette crise n'a pas fondamentalement changé la situation des urgences », témoigne aujourd'hui Patrick Pelloux.

Quinze ans plus tard, le bilan de l'épisode caniculaire de l'été 2018, beaucoup moins intense toutefois qu'en 2003, est plutôt positif, du fait des mesures prises désormais chaque été.

Cet épisode de 2003 restera dans l'histoire des urgences. Tous les personnels présents dans les services cet été-là s'en souviennent encore et en parlent spontanément dès qu'on évoque le sujet de la prise en charge des personnes âgées. Il y a Mathieu, chef de service d'un hôpital de la banlieue parisienne, qui, en pensant à cette canicule, marque une pause et cherche fébrilement sur Internet le titre d'un film sorti la même année, 2003, parce que les scènes de couloirs d'hôpital surchargés de malades sur des brancards lui avaient fait penser à ça, la canicule. Et puis il lance : « Ça y est, voilà !

Les Invasions barbares. C'était exactement comme ça[1]. »

Ailleurs, il y a Christian, 47 ans, médecin et chef de service adjoint d'un hôpital parisien, qui se remémore parfaitement cette chaleur, cette situation surréaliste et ces journées sans fin, ce travail 24 heures sur 24 avec le sentiment d'écoper la mer avec une petite cuillère. Il débutait comme jeune médecin. « La canicule, c'est vraiment une expérience pour moi. C'est... », raconte-il aujourd'hui, cherchant les mots justes pour décrire, parlant d'impression d'avoir « fait la guerre ».

Pour mémoire, au travers de ses mots, nous y sommes. Août 2003. « J'avais 32 ans, le planning avait été organisé sur le fait que je faisais vingt-quatre heures un jour sur deux. Je l'ai pas tenu, c'était quand même compliqué. En fait, il fallait être sur le pont tout le temps. Ça décédait en masse dans les box. Et moi, j'ai cette vision où je mettais des draps sur les corps, et je mettais de la glace comme si je salais du poisson sur un étal. Et il y avait très peu de gens qui venaient pour des conneries. Parce que les gens qui arrivaient pour des conneries, ils arrivaient, ils voyaient, et ils se disaient : "Ouh là, je reviendrai un autre jour." »

Une fois de plus, il aura fallu cette situation dramatique pour que les choses bougent. Une canicule

1. Film franco-québecois, réalisé par Denys Arcand.

de cette ampleur n'aurait sans doute pas les mêmes conséquences aujourd'hui. Parce que celle de 2003 a un peu réveillé les consciences.

Espérons-le, en tout cas…

9

Des corps

Changer des couches d'adulte. S'occuper d'un patient qui s'est fait dessus. Assister la jeune femme qui vomit au pied de la table d'examen. Prendre en charge des gens dont l'hygiène laisse plus qu'à désirer. Soigner des blessures improbables, parfois horribles, nettoyer du sang, de l'urine. Dispenser des soins « gênants » qui touchent à l'intime, et savoir le faire avec patience, tact et humanité. Supporter les odeurs corporelles et celles des fluides qui s'échappent parfois des corps. La vie des personnels des urgences, qu'il s'agisse des équipes paramédicales ou des médecins eux-mêmes, est parfois loin d'être une promenade de santé.

Les « soins gênants », Cynthia, l'infirmière, dit qu'au début, lors de ses stages, leur apprentissage a été un peu difficile. « C'était la découverte, parce que c'était le début. C'était trop bizarre, d'autres corps, des réticences, des patients qui ne voulaient pas et avec lesquels il fallait négocier. » Cette confrontation, ce « travail en amont », avant le soin lui-même. « Parfois, je vois le visage du patient qui se décompose quand on le déshabille pour poser une sonde urinaire. Alors j'essaye de dédramatiser la chose, de discuter, de mettre en confiance, je vais parfois jusqu'aux blagues si je sens que c'est possible. Je dis : "Ne vous inquiétez pas, monsieur. J'ai vu pire. Si c'est pour ça que vous êtes gêné, nous, on a l'habitude." Il faut toujours négocier, toujours communiquer. »

« Le corps, c'est quand même la base du travail », rigole Christian, chef de service adjoint dans un service d'urgences. Des corps, des situations glauques et sales, ce routard de la médecine d'urgence, qu'il a toujours pratiquée dans le public, y a été très souvent confronté. Et reconnaît que, « les urgences, il y a une sorte de concentration de choses qui peut parfois déstabiliser. C'est de la misère, de la misère sociale, intellectuelle, physique. Beaucoup plus qu'en médecine libérale de ville ou dans les services ». Mais tout de même, « si on a fait médecine et qu'on est gêné par le corps et l'intimité, c'est qu'on s'est trompé de chemin… ».

« Je pense qu'il y a des gens qui ne s'en rendent compte qu'à la sixième année de médecine, en fin d'externat. Qui se disent : "Bah, finalement, cette souffrance, je n'en ai pas envie…" Ou bien des gens qui sont tellement blindés qu'ils finissent par être dans l'indifférence, ce qui n'est pas non plus très bon. »

Christian raconte que les urgences, spécifiquement, sont « un concentré d'humanité », un endroit particulier, ouvert, au sein duquel on se dit parfois : « C'est pas possible que des gens arrivent dans cet état-là, avec ces pathologies-là, qu'ils aient tenu jusque-là... »

Nous sommes installés dans son bureau, un peu à l'écart. Il réfléchit, puis précise, avec ses années d'expérience, qu'on « a besoin, à un moment, de faire autre chose. On ne peut pas rester quatre-vingts heures à faire des urgences. Se dire que pendant quatre-vingts heures d'affilée toutes les semaines, ou soixante heures, ou même quarante heures, on voit en permanence des gens comme ça, de la misère, sans qu'on soit à un moment déstabilisé, je pense que c'est impossible »...

Prendre de la distance, mais pas trop. Il parle de ces « situations terribles », du vécu compliqué de ceux qui n'arrivent pas à trouver « la bonne distance ». « Soit ils en mettent trop et après ils sont complètement anesthésiés humainement, soit c'est ce qu'on appelle "rentrer à la maison avec ses patients", les "ramener chez soi", et c'est très difficile. Si, émotionnellement, on met tout, on explose en plein vol. »

Et puis, il y a l'ego, les guerres de chefs, les plus ou moins grandes gueules, parfois insupportables. C'est le chef de service surnommé docteur House pour sa grande gueule, qui en parle le mieux, avec le recul de ses années d'expérience : « L'ego, il ne nous reste que ça, en fait. C'est aussi une carapace, une protection. Moi, je dirais que oui, il y a des gros connards en médecine. Mais voilà, malgré tout, c'est parfois ces mêmes gros connards qui, à 3 heures du matin, sont là debout, s'occupent d'un patient, tiennent la main. Les mêmes gros connards qui peuvent être des misogynes, des sexistes, des homophobes, moi j'en ai vu, les mêmes qui eux, au plus fort du sida, n'avaient pas peur de toucher les patients sans gants. » On sent chez lui une colère sourde, celle d'un homme au métier particulier et qui a l'impression que, dehors, on peine à comprendre. Il reprend : « À part vos proches, vous touchez des gens, vous ? Nous, on touche des inconnus, on touche des gens malades, des gens qui sentent, des plaies qui suppurent, on met les mains, les doigts dedans. C'est dégueulasse, on fait un métier dégueulasse. »

Ce métier de passion, si on le fait bien, avec conviction, on s'autorise à en rire. Et même à rire des corps… « Les repas entre médecins, on peut manger en se racontant des horreurs… » Simplement parce qu'« on vit au quotidien avec la maladie, la souffrance, la mort, la détresse. Est-ce que ça nous rend vulgaire pour autant ? Je ne le pense pas ».

Mais se durcir ne donne pas pour autant une carapace protectrice face aux « trucs dégueulasses ». « Je trouve ça plus dur à 50 ans que ça l'était quand j'avais la trentaine. Annoncer à quelqu'un, parce que ça arrive aussi aux urgences, que son fils, son père, sa mère va mourir, quand j'avais 30 ans, je le faisais de manière relativement détachée. Parce que je ne savais pas ce que c'était que d'avoir quelqu'un qui meurt dans sa famille. Je ne pouvais pas me mettre à la place de ces gens-là. Maintenant, pour moi, c'est beaucoup plus dur en fait. Parce qu'on arrive à un âge où on sait. »

La carapace, Sylvie, infirmière dans un service d'urgences pédiatriques, la qualifie tout simplement de « mythe », malgré ses plus de quinze années d'ancienneté, avec une spécialisation de puéricultrice, le tout pour un salaire de 2 400 euros par mois, primes comprises.

« Alors oui, on gère, mais intérieurement, des fois, ça ne va pas du tout. Moi, au début, il y avait des trucs, des plaies en face desquelles je me disais : "Mais je vais jamais tenir..." Donc ce n'est pas une carapace. Mais c'est vrai qu'on s'y fait. On se fait à tout finalement. » Se faire à tout. Même aux corps. Y compris lorsqu'ils peuvent paraître repoussants.

10

Bataclan

Marseille, hôpital de la Timone, octobre 2018. Il est 7 h 30 du matin. La nuit a été particulièrement froide. On se réchauffe d'un café dans un gobelet en plastique, tiré de la machine automatique du grand hall des urgences générales, quasi désert en cette heure très matinale. Un véhicule de secours des pompiers s'engage en direction de l'arrivée « patients couchés ». Devant un autre bâtiment de service, une foule bruyante d'étudiants en médecine et d'élèves en soins infirmiers est rassemblée, comme pour une manifestation, et laisse le visiteur de passage interrogateur. Le service se prépare en fait à vivre une matinée très particulière.

Dans un bureau à la lumière blanche, tous les cadres du service, ainsi que le chef des urgences, sont réunis pour un briefing. Sur une table, il y a le plan intégral des lieux. Cette réunion permet de coordonner la suite, de rappeler les rôles de chacun, la répartition des tâches. Il y a aussi des observateurs, notamment du SAMU-13.

À 9 heures tapantes, c'est le branle-bas de combat. La ZAC, pour zone d'attente couchée, vient d'annoncer un afflux massif de patients. De l'extérieur, un appel inquiétant informe l'hôpital qu'une attaque terroriste vient d'avoir lieu dans un groupe scolaire, impliquant des dizaines d'enfants et les adultes qui s'en occupent. On annonce une centaine de blessés, 30 « UA », pour urgences absolues, et 60 « UR », pour urgences relatives. Il s'agit, en fait, d'un exercice « plan blanc », grandeur nature, et dans les conditions les plus proches du réel, organisé ici au moins deux fois par an depuis trois années. « On reste bien mobilisés parce que ça va arriver très fort », lance le médecin chef de service à la cantonade.

Les équipes des urgences pédiatriques sont mobilisées et se déplacent aux urgences adultes, qui, dans un cas comme celui-là, doivent centraliser tout le dispositif.

Les patients arrivent en nombre, sur des brancards roulants, voire à pied pour les plus valides, le tout dans une certaine désorganisation. Les cas les plus graves sont immédiatement pris en charge en SAUV, la salle d'accueil des urgences vitales, communément appelée le « déchocage ». Les médecins s'affairent autour des blessés, certains avec d'importantes plaies par balle sanguinolentes. On annonce les premiers diagnostics : « pneumothorax », « blessure par balle avec orifice de sortie sur le flanc droit ». On mobilise la chirurgie, l'orthopédie, en fonction des blessures. Le chef de service s'énerve du fait que, dans les étages, certains refusent de jouer le jeu. Le personnel est clairement identifié par des brassards : en jaune fluo, les médecins, en bleu, les infirmiers et infirmières, et en rose les aides-soignants, ce qui permet de bien distinguer qui est qui.

Les victimes – les « plastrons », à l'occasion d'un exercice –, ce sont en fait les étudiants en médecine et ceux en soins infirmiers[1] que j'ai rencontrés plus tôt alors que la nuit finissait. On les croise dans les couloirs, grimés pour l'occasion, l'un les jambes dégoulinantes de faux sang, un autre avec une très vilaine brûlure, un troisième avec une importante plaie au front.

Mais ici personne ne rigole, tout le monde tient son rôle. Il y a du monde partout. La zone d'attente est pleine, au point qu'il faut sortir des civières pour installer les personnes les moins gravement touchées. Il y a aussi des « patients traceurs », ceux qui seront particulièrement « pistés » tout au long de l'exercice pour voir si la chaîne d'orientation

1. Une convention entre l'Institut de formation en soins infirmiers et l'Assistance publique-Hôpitaux de Marseille a même été passée pour que les élèves en soins infirmiers participent chaque année à ces exercices qui s'intègrent dans leur formation.

– en fonction de la gravité du cas – est respectée tout au long de l'exercice, et dans les temps : UR[1] en zone d'attente et, le cas échéant, basculé en « urgences ville », UA[2] en déchocage puis au bloc opératoire si nécessaire, avant d'arriver, au terme du circuit, en SSPI, salle de soins post-intervention dans les étages. Il faut être réactifs, organisés, coordonnés. Tout n'est pas si simple. Parfois, les UR peuvent devenir des UA lorsque l'état d'un patient se dégrade.

Il faut également gérer en parallèle toutes les urgences « réelles » de la matinée, puisque le service n'est pas fermé. Ceux qui viennent ce matin-là pour une simple consultation médicale et ce que d'aucuns appellent la « bobologie » risquent de devoir patienter longtemps. Mais des affichettes blanches sur les portes et les murs préviennent en lettres noires : « Hôpital en exercice Plan blanc ».

« L'importance de ce genre d'exercice, c'est de tester la coordination, le flux, la bonne orientation des patients. De voir les points faibles, les endroits où ça coince. On met en tension le système et on voit si on est bloqué, où, et par quoi. Ça peut être les problèmes administratifs, pas d'étiquettes, etc. Mais, maintenant, on a des trucs préremplis », m'explique le chef de service, qui, toute la mati-

1. Urgence relative.
2. Urgence absolue.

née, va parcourir le service dans tous les sens. Les observateurs, bloc sur le bras, prennent des notes. Il y a des fiches à remplir, des grilles d'observation. « Le problème d'un dispositif tel que celui-là, c'est la première heure. Si cette première heure se passe bien, que les choses roulent, le reste doit bien se passer. »

Le chef de service souligne l'importance de ces exercices, qui ont lieu ici tous les six mois. « Toute la littérature scientifique internationale va dans le même sens. Faire ce genre d'exercice permet de sauver plus de vies si par malheur le pire arrive. Parce qu'on est prêt et on sait ce qui marche ou pas, et ce qu'il faut améliorer. »

À 10 h 30, la SAUV est pleine, l'ambiance est bruyante, et on annonce trois décès, soit parce que la victime était trop gravement atteinte, soit parce que du temps a été perdu.

La matinée passe très vite. À midi, la fin de l'exercice est annoncée dans les applaudissements en SSPI[1], une manière de tous se féliciter et se remercier. Un débriefing général suivra juste derrière.

Mis en place en 2004 pour faire face à une menace sanitaire d'ampleur, les plans blancs sont, depuis 2014, réunis et coordonnés au sein du dis-

1. Salle de soins post-opératoire (salle de réveil après une intervention en bloc).

positif Orsan, pour organisation de la réponse du système de santé en situations sanitaires exceptionnelles. « Le plan blanc, jusqu'à 2015, c'était un peu le classeur poussiéreux qu'on oubliait au fond du placard », dit en souriant une urgentiste pédiatre, qui s'implique désormais depuis plus de trois ans dans sa remise à jour, et les réunions de coordination. Parce qu'à un accident industriel comme celui d'AZF à Toulouse en septembre 2001 ou le déraillement du Limoges-Paris en gare de Brétigny-sur-Orge en juillet 2013, il a fallu ajouter la menace terroriste et le risque d'une attaque de masse. Se préparer à prendre en charge des victimes de blessures de guerre, avec d'ailleurs des formations spécifiques dispensées aux urgentistes civils par des médecins militaires. Et aussi travailler à l'éventualité d'une intrusion terroriste au sein même d'un hôpital, dont la porte d'entrée, accessible à tous, n'est autre que les services d'urgences.

« Le terrorisme a changé des choses sur le fonctionnement des urgences. Parce qu'en 2015 on s'est tous retrouvés à ouvrir ce classeur poussiéreux “plan blanc”, écrit par on ne sait plus qui, et à se dire : “Il y a tout à faire”, rigole l'urgentiste. Il nous a fallu apprendre de nouvelles choses, adapter aussi notre fonctionnement intellectuel de médecins. Dans les exercices incendie, on s'entraîne à sortir, à évacuer les patients. Là, pour le cas d'une intrusion, il a fallu apprendre le réflexe contraire.

Se calfeutrer. Ne pas se ruer au secours du blessé grave dans un couloir si les lieux ne sont pas sécurisés. Parce que les formateurs, parfois des policiers du RAID ou des gendarmes du GIGN, nous ont expliqué qu'une fois l'attaque passée, on aura besoin de nous, et que se précipiter dans un couloir pour porter secours fera juste de nous un médecin mort, une victime de plus. » Pas naturel pour un toubib de ne pas immédiatement porter secours.

Travailler sur le plan blanc est devenu une vraie passion pour elle, un investissement personnel à côté de son travail de médecin. « Cela m'a fait prendre de la hauteur, et ça fait le lien entre la citoyenne que je suis et la toubib que je suis. C'est une vraie mission de service public. Un vrai travail continu, de fond, de conviction. »

Une infirmière du SMUR a participé comme primo-intervenante à un exercice organisé par le RAID en région parisienne. Tout était grandeur nature : lumières coupées, fumigènes, bruits d'explosion... On lui a fait passer une porte avec son binôme ambulancier. En travers du chemin se trouvait un mannequin-victime. « On s'est arrêtés et on l'a déplacé pour le mettre sur le côté. L'instructeur nous a laissés aller au bout de l'exercice, puis nous a dit ensuite : "Bon, vous deux, vous êtes morts." Sur le coup, le réflexe du smuriste, c'est de voir s'il est vivant ou mort, puis de déplacer le corps pour qu'il ne gêne pas le passage, poursuit-elle.

Mais l'instructeur nous a dit : "Vous ne vous rendez pas compte, il aurait pu être piégé…" Je me dis que c'est bien qu'on ait fait ça en simulation. Parce que, malheureusement, si ça nous arrive, tu as enregistré ta bêtise et tu ne la referas plus. Et puis on nous apprend une manière complètement différente de réfléchir. À savoir que ceux qui ne respirent plus, qui sont en arrêt, tu les laisses. Alors qu'en tant que smuriste, pour un mec en arrêt, tu vas tout donner. Et là, il est en arrêt et tu passes ton chemin, tu vas au prochain. Tu sauves ceux qu'il y a à sauver. »

Il y a, dans les urgentistes qui s'investissent particulièrement dans la préparation et l'actualisation des plans blancs, ceux qui ont vécu le Bataclan. Et qui en ont tiré des enseignements. Comme Ronan, le pompier volontaire et ambulancier en SMUR dans les Hauts-de-Seine, qui explique que son équipe SMUR a été appelée, qu'ils sont arrivés sur place, mais qu'ils n'ont « rien fait ». Tout simplement parce que, dit-il, « nous étions trop nombreux ». Il ne sert à rien d'envoyer d'emblée des centaines de médecins sur place. Il faut « cibler » les besoins en fonction de la situation, du contexte et des expériences passées, et surtout prévoir le bon nombre de véhicules nécessaires – avec l'équipement adéquat – pour assurer un transport rapide à l'hôpital. Certains expliquent donc qu'une attaque comme le Bataclan leur a appris qu'il n'était pas forcément judicieux d'envoyer « tous les urgentistes et les smuristes du monde sur place. Mais un nombre suffisant de médecins pour effectuer très vite des soins vitaux, et surtout un maximum de moyens de transport médicalisés pour un transport très rapide à l'hôpital ».

Et puis, des détails glaçants, qu'explique Thierry, un urgentiste chargé d'un plan blanc dans un grand hôpital, qui a aussi une formation en médecine de catastrophe. Il raconte que la prise en charge d'un grand nombre de blessés graves sur le terrain peut passer par le « coup de poing sternal » pour sauver très rapidement ceux qui peuvent l'être. La pose du garrot a également été réintroduite dans les formations aux premiers secours après les attentats de Paris. Dans les SMUR, on utilise notamment les garrots tourniquets, efficaces en cas d'hémorragie très importante d'un grand nombre de patients. Lors d'un attentat, justement, avec plusieurs victimes présentant des hémorragies graves causées par des armes de guerre. Comme son nom l'indique, ce garrot est muni d'un petit « tourniquet » qui permet de serrer tant que l'hémorragie ne s'est pas arrêtée. Mais le patient doit être pris en charge rapidement après, « parce que le truc est tellement efficace et coupe tellement bien l'arrivée du sang, sur le principe du robinet en fait, que si on laisse trop longtemps, il y a le risque que tout ce qui est en dessous du point de pose meure et conduise à l'amputation, dit Victor, le médecin du SMUR des Hauts-de-Seine. Là, faut que tu rajoutes un truc, c'est d'ailleurs pour ça qu'on ne l'utilisait plus, sauf que dans l'urgence vitale, dans l'urgence de guerre, on n'a pas d'autre choix ».

Et puis, il y a ceux qui ont vécu le Bataclan depuis l'intérieur de l'hôpital. Comme Mélissa, aujourd'hui cadre infirmière, et à l'époque en salle de réveil en traumatologie à l'hôpital Beaujon à Clichy. Ce 13 novembre 2015, elle s'en souvient comme si c'était hier et garde bien en mémoire le premier appel du SAMU, vers 21 h 30 : « Il se passe quelque chose de grave. On ne sait pas trop quoi encore, mais on vous prévient parce qu'à notre avis il va y avoir beaucoup de victimes. »

Avant même que le plan blanc soit déclenché, l'équipe répartit les patients présents dans le service dans tout l'hôpital, pour faire de la place. Le deuxième coup de fil arrive quelques minutes plus tard. Attentat, plan blanc déclenché à 22 h 30. Mélissa verra cinq patients, tous victimes des attentats, dont un va d'ailleurs décéder dans le service. Elle prévient, comme en s'excusant, que ce qu'elle va dire « peut choquer ». Parce qu'elle explique ne pas avoir été heurtée par les blessures qu'elle a vues, ce qui lui a d'ailleurs permis d'agir calmement pour chacune des victimes, de porter soins et secours. « Nous, en trauma, les polytraumatisés avec des trucs vraiment pas beaux, les accidentés de la route avec le cerveau apparent, les défenestrés, on connaît. Et là, concrètement, ce qu'on a vu, c'était des trous de boulons, conséquences de ceintures d'explosifs, des blessures par balles. » Elle raconte ce patient d'une quarantaine d'années, avec sa veste en cuir traversée d'un criblage de boulons éjectés à grande vitesse lorsqu'un des terroristes a fait sauter sa ceinture d'explosifs. Et le dos de cette victime, parsemé de trous et de débris métalliques. « Il parlait, parlait, parlait, parfaitement calme, tout à fait conscient, en état de choc en fait. » Et puis, il y avait trois autres personnes, elles aussi conscientes, parfaitement calmes, et qu'il a fallu intuber. Elle évoque « une espèce de torpeur ».

Dans l'hôpital, les médecins, les infirmières comme elle, font leur métier, avec calme et sang-froid. Elle dit qu'elle et ses collègues n'avaient pas accès aux images en direct des chaînes d'information continue. Et sûrement pas le temps de les regarder.

Mélissa quitte le service au lever du jour, épuisée, mais toujours l'esprit dans les gestes mécaniques du soin, les protocoles à respecter. Comme dans une bulle, un tunnel, la technicité qui protège de l'affect. « J'étais un peu sous pression. Je savais qu'on avait vécu un plan blanc et qu'il s'était passé quelque chose de grave à Paris. Mais je n'avais toujours pas eu accès aux images, au monde extérieur en fait. » C'est en rentrant chez elle qu'elle se rend compte du traumatisme vécu par le pays tout entier, au travers des réactions, de l'état émotionnel de ses proches qui lui racontent leur nuit. « En fait, à ce moment-là, je me rends compte que mon entourage est beaucoup plus choqué que moi. Qu'ils ont passé la nuit scotché aux images, au direct des chaînes de télé. » Et que, au-delà de cela, c'est ce spectacle de l'horreur auquel ils ont assisté, impuissants, qui marque.

« Moi, j'étais à l'hôpital, je n'ai pas vu les images, je n'étais pas vraiment au fait de ce qui se passait. J'ai reçu des patients, des victimes de ces attentats, et j'ai pu faire quelque chose, apporter ma pierre à l'édifice pour sauver des vies. Alors que mes proches sous le choc, rivés devant la télé, eux, ne pouvaient rien faire. Je pense que, paradoxalement, j'étais beaucoup moins choquée que la plupart des gens. Parce que j'étais en action. » L'impact, pour elle, viendra après, avec le temps, et cette petite inquiétude quotidienne qui s'installe et qui va durer « un an, un an et demi ». Ainsi, quelques jours après les attentats, chaque soir avant de prendre son poste de nuit, Mélissa se demande si tout ne va pas recommencer, si un autre plan blanc ne va pas être déclenché. « Je projetais des trucs, j'imaginais des choses, spontanément, des terroristes à l'hôpital, comment on pourrait gérer. Une fois, on a entendu des feux d'artifice qui n'étaient pas très loin, et ça faisait vraiment coups de feu. Et on était tous dans un état de stress parce qu'on se disait : “Mais, si ça se trouve, il y a des terroristes qui arrivent.” En fait, c'est resté très présent dans nos têtes. »

Comme à Marseille et ailleurs en France, Mélissa confirme qu'il y a désormais « une formation, des alertes plan blanc, des exercices ». Pas seulement pour une grosse épidémie, mais aussi, par exemple, apprendre à s'habiller avec des combinaisons étanches NRBC[1], qui font ressembler les soignants à des cosmonautes, en cas d'« attaque chimique ou bactério. On travaille sur l'afflux de patients, la prise en charge, qui, comment, les parcours des patients. Et cette formation est obligatoire. Tout le monde doit y passer ».

Le plan blanc dans ce grand hôpital, c'est Pierre, un infirmier, secouriste, qui a participé à des équipes de « médecine de catastrophe » et à vécu en Angleterre jusqu'à l'âge de 16 ans, à l'époque où l'IRA menait régulièrement des actions terroristes. Quand il explique le plan blanc, on voit qu'il connaît sur le bout des doigts la question. On le sent à la fois passionné, technique, au fait de toutes les procédures et des protocoles, mais aussi adaptable aux circonstances. « Prévoir l'arrivée massive de patients, cela veut dire veiller à ce qu'il y ait tout le matériel nécessaire en grande quantité pour pouvoir rece-

1. Combinaison protégeant contre les risques nucléaires, biologiques, radiologiques, chimiques (NRBC).

voir du monde d'un coup. » À ses côtés, ce qu'on apprend aussi, c'est que travailler sur un plan blanc, c'est tout prévoir au maximum, y compris le fait de savoir si les crèches pourront prendre en charge les enfants en bas âge des équipes soignantes sur le pont de manière imprévue et pour un temps indéterminé.

Un plan blanc peut concerner un ou plusieurs hôpitaux sur une même ville, à l'échelle d'un département, d'une région, voire de tout le pays. Un plan blanc sur un établissement, c'est aussi la mise en place d'une cellule de crise avec la direction de l'hôpital, le médecin chef des urgences, la sécurité, la communication. Et savoir identifier et « trier » les patients, une « traçabilité » nécessaire pour éviter des erreurs, mais aussi pour les familles qui cherchent un proche. Pour cela, on pose sur chaque victime un bracelet Sinus (système d'information numérique standardisé)[1], avec un numéro unique et un code-barres permettant d'accéder à un dossier informatique sur lequel sont rentrées toutes les données personnelles d'identification. « Là, effectivement, on va sur le logiciel et on va pouvoir rentrer tous les patients avec leur numéro Sinus », détaille Pierre avec la précision d'un horloger. Le fait de ne pas avoir immédiatement d'identité est aussi pris en compte, notamment en cas de victime

1. Développé à Paris et en petite couronne en 2009, puis progressivement étendu à toute la France.

inconsciente, désorientée, qui n'a pas de papiers sur elle. Même la case « signes particuliers », un tatouage par exemple, est prévue.

Comme lors de l'exercice à l'hôpital de la Timone à Marseille, Pierre parle de la mise en place d'une « zone de tri » des patients, avec des médecins et des infirmiers qui passent pour « trier » entre les UA et les UR. « Et puis, ajoute-t-il, s'il y a une arrivée massive, l'institution doit aussi prendre tout ce qui est urgences vraiment pas vitales ni absolues, des gens qui ont été impliqués, mais qui, physiquement, n'ont rien de grave. Il faut qu'on puisse apporter non seulement une solution médicale, mais aussi psychologique, voire sociale. Pour des personnes qui ont tout perdu, qui n'ont plus aucun papier, les aider, les accompagner dans les démarches à faire pour la suite. »

« Depuis 2015, tout le personnel est conscient qu'on n'est plus dans… lâche Pierre, sans finir sa phrase. Quand on embauche du personnel, il est mis au courant des plans blancs qu'il peut y avoir, qu'ils peuvent être réquisitionnés, poursuit-il, avant de se reprendre dans un sourire : en fait, il n'y a pas besoin de réquisition. Ils reviennent d'office, donc on n'a pas vraiment un souci. C'est plutôt au niveau de la communication et de la formation, de l'organisation, du fonctionnement dans tel ou tel cas. »

Pierre précise aussi que, depuis trois ans, l'hôpital travaille « sur le risque NRBC », évoqué par Mélissa.

Il m'emmène dans un grand hangar fermé, à l'extérieur du service des urgences, juste en face. Une porte de service, verrouillée, dont on n'imaginerait jamais ce qui se trouve derrière. Il appuie sur un interrupteur qui allume des rangées de néons laissant apparaître dans la lumière blanche des barrières, des panneaux signalétiques d'orientation, des sièges, une rangée de douches pour la décontamination, des armoires et des cantines métalliques remplies de combinaisons NRBC encore emballées, des masques à gaz, des tentes installables en extérieur pour accueillir un grand nombre de personnes. Et puis, dans un dernier placard, des sacs mortuaires. Des « sites » comme celui-ci, au moment où Pierre me le fait visiter, il y en a onze en France. Tous prévus pour « gérer » une arrivée massive de patients en cas d'épidémie type Ebola ou d'attaque. Histoire de « prévoir » tous les risques, « même si on sait que ce risque-là en particulier n'est pas énorme, tempère Pierre. Tout simplement parce que c'est beaucoup plus facile de prendre un camion et de foncer dans le tas, où d'aller acheter une kalachnikov, plutôt que d'avoir des produits radioactifs ou de fabriquer du gaz sarin ».

On repasse par les urgences, et cette salle d'attente à l'accueil administratif enfermée derrière des vitres à hygiaphone, dont on apprend qu'elles sont blindées et capables de supporter un tir de kalachnikov. Urgences pare-balles…

11

La bataille des lits

Des enfants parisiens en bas âge, faisant une bronchiolite qui nécessite une prise en charge par les urgences, envoyés à Orléans, faute de places disponibles dans la capitale. C'est *Le Canard enchaîné* qui révèle, dans son édition du 5 décembre 2018, cette consigne de « délestage » passée au SAMU quelques jours auparavant, concernant les urgences pédiatriques de l'hôpital Robert-Debré à Paris, complètement saturées en pleine période d'épidémie hivernale. La note signale aussi des lits disponibles à Chartres, Meaux et Melun.

Hélas, cette situation n'est pas si rare que ça, tant les services peuvent être régulièrement saturés au moment des pics épidémiques. Victor, l'urgentiste du SAMU pédiatrique des Hauts-de-Seine, m'a ainsi raconté que son équipe était parfois confrontée à ce qu'il appelle « des choix administratifs, politiques, très incohérents sur l'endroit où on doit aller. Par manque de capacité d'accueil. En gros, des fermetures de lits. Transférer des patients loin de leur domicile, ça nous arrive plusieurs fois par hiver ».

Cette discussion, nous l'avions eue plusieurs semaines avant l'article du *Canard*, lors de mon séjour dans ce SAMU. « Les bronchiolites, m'avait rappelé Victor, c'est un truc qui touche beaucoup les petits bébés en période d'hiver, avec des crises qui nécessitent parfois une prise en charge en réanimation. » Or, lorsque les urgences débordent, il arrive qu'aucune place ne soit disponible dans toute l'Île-de-France. Résultat, des ambulances de SMUR, comme celles du SAMU pédiatrique des Hauts-de-Seine, prennent parfois en charge des enfants à Paris ou à proximité de la capitale, pour les emmener à Rouen, Lille, au Mans, ou encore à Reims. « On le fait, mais du coup on fait des centaines de kilomètres. » Victor, ça le désole et il ne comprend pas. Parce que cela arrive chaque année, aux mêmes périodes, celles des épidémies saisonnières. Et que la logique voudrait que, pour une affluence assez prévisible comme celle-là, il faille ouvrir des lits avant la vague, au lieu de « redispatcher » les petits patients aux quatre coins du pays… « On trouve toujours une place dans le nord de la France ou ailleurs, mais quand tu vas au Mans pour amener un enfant qui va rester deux jours, quelle est la cohérence ? Parfois on te dit : "Il y a des lits, mais il y a des fermetures de lits parce qu'il n'y a pas assez de personnel, pas assez d'infirmières." La conséquence, ce sont des parents qui suivent leur enfant sur 200 kilomètres, avec tous les problèmes d'organisation familiale, professionnelle, que cela génère. Ils ne peuvent pas toujours dormir à l'hôpital, donc ils sont obligés d'aller à l'hôtel. Il y a du stress, de l'isolement. »

La bataille des lits, la recherche de places, elle ne se déroule pas seulement à l'extérieur, au travers des équipes de secours qui font l'interface, mais aussi au sein des établissements, entre les services d'urgences et les autres. « Une bataille permanente, épuisante, me dit Christophe, chef adjoint d'un service d'urgences d'un grand CHU parisien. Tu es celui qui amène du désordre. Tu es celui qui en permanence va dire : "J'ai récupéré un de vos patients qui était sorti et je cherche un lit pour lui." » En face, on parle de soins programmés, quand les urgences sont justement le contraire de cette organisation planifiée. Cette bataille quotidienne, il dit qu'elle est « totalement épuisante » et qu'elle « tue le métier d'urgentiste. Tu peux passer des heures à te battre pour avoir le lit, les spécialistes, l'examen, les radios, le scanner ».

« Finalement, chacun est le roi dans son petit jardin, et il reste les urgences qui, elles, ont les patients qu'il va falloir gérer. » La bataille des lits, et puis l'administratif, « des choses qui, pour moitié dans notre boulot, n'ont rien à voir avec la médecine ». De l'administratif pur d'un côté, et aussi de « l'administratif relationnel », avec des mots et une comparaison bruts : « Ce sentiment que tu fais la pute en permanence dans le sens : "Vas-y, s'il te plaît, tu me prends mon patient, regarde, il est beau. — Ah, il est vieux. — Bah, bien sûr qu'ils sont tous vieux, bien sûr qu'ils sont tous âgés, bien sûr qu'ils ont des polypathologies." Je vais pas t'hospitaliser le mec qui a 25 ans. Parce que la masse, et heureusement, c'est quand même des personnes âgées ! »

Et il n'y a pas que dans cet hôpital parisien. Parfois, pour laisser les médecins travailler, on charge les infirmières cadres de faire ce travail fastidieux. Comme dans cet autre hôpital d'une grande agglomération de l'Ouest. « Des fois, il y a des services qui nous disent qu'ils n'ont pas de lits, alors qu'en fait si. Ils veulent les garder ou ils sont justes en termes de personnels, donc ils ne veulent pas se surcharger. Parfois aussi, c'est le personnel qui ne nous dit pas qu'il y a eu des départs parce qu'ils ne veulent pas avoir de nouvelles arrivées. » Le travail : appeler tous les services, les étages, et si nécessaire d'autres établissements. Puis recommencer en boucle, jusqu'à ce que quelqu'un finisse par lâcher…

Autre ville, dans le sud du pays, un grand CHU, aussi. Elle s'appelle Coralie, elle a 36 ans, est médecin à mi-temps aux urgences. Et se désole elle aussi de cette espèce de « bras de fer permanent ». « Je me rappelle m'être battue un après-midi entier pour faire hospitaliser un jeune patient en détresse respiratoire. J'en suis sortie épuisée. »

« Passer douze coups de fil pour hospitaliser des gens », s'agace également Aurore, pédiatre aux urgences, lorsqu'on évoque la pénibilité de son travail. « C'est très énervant de tomber sur quelqu'un qui essaie de gratter du temps et qui finira de toute façon par perdre, parce que la personne sera prise, l'enfant ira, et on aura tous perdu une heure trente pour rien »...

En fait, tous les soignants que j'ai rencontrés aux urgences me disent la même chose. C'est-à-dire que la pénibilité n'est pas forcément liée au nombre de passages aux urgences, au nombre de patients, mais à cette « bataille des lits ».

Et si aucune place n'est trouvée, les patients vont rester en unité d'hospitalisation de courte durée (UHCD) plus longtemps que prévu, ou sortiront, pour les cas les moins graves, alors qu'on aurait pourtant parfois voulu les garder en observation un ou deux jours. Et ceux qui rentreront passeront plus de temps sur un brancard dans un couloir.

Cette bataille des lits semble être le point central, paroxystique, de deux logiques qui s'affrontent. Celle de l'accueil inconditionnel, sans limite, et celle, plus carrée, plus organisée, de l'économie, de la gestion, de la limitation et de la prévision des dépenses. « Nous, me lance un urgentiste parisien, les questions financières, on n'en a rien à branler. On ne demande pas leur Carte bleue aux patients quand ils viennent aux urgences. Les gens qui n'aiment pas le social, ils ne vont pas faire urgentistes. Dans la profession, les gens qui restent sont plutôt les gens qui ont des valeurs humanistes collectives. »

La bataille des lits se déplace aussi sur un autre terrain : l'administratif, qui fait hurler les soignants des urgences. Le temps de travail administratif pour les médecins devient de plus en plus « délirant ». « Malgré toutes les hiérarchies et les encadrements, les postes administratifs qui se sont créés, une grosse partie de mon activité, c'est du travail de paperasse, de commande, taper des comptes rendus d'hospitalisation, se désole le médecin urgentiste d'un hôpital du sud de la France. Ça, c'est une vision toute technique de la médecine. La situation psychosociale aux urgences, l'écoute, la prise en charge de chacun, le temps passé, ça rapporte rien. Alors que le geste type endoscopie, ça rapporte. »

Les soignants des urgences ont donc le sentiment que l'administratif, la gestion, la « vision managériale » prennent trop le pas sur la médecine. « Il y a quinze ans, nos *process*, nos managements, nos protocoles, étaient vraiment centrés sur le patient. Et on ne parlait que de ça. C'était même tabou de parler d'autre chose que du patient et de tout ce qui gravitait autour, dit Franck, un chef de service à la tête à la fois des urgences et d'un SMUR, entré à l'hôpital en 1989. Mais depuis quinze ans, même dans le langage, on a complètement changé. On nous inculque par petites touches, mais de manière extrêmement efficace, une vision managériale d'entreprise. Et ça, c'est pas une réforme. C'est vraiment une évolution très lourde. » Et il ajoute : « Ce qui est terrible, c'est que nos jeunes médecins puissent penser optimisation de la balance recettes-dépenses, alors qu'on nous a toujours appris à n'avoir qu'une seule balance, c'est la balance bénéfices-risques pour le patient. »

Victor, notre jeune urgentiste de 31 ans, médecin pédiatre au SAMU, dit à peu près la même chose. Ce qui se joue au travers de la bataille des lits, c'est une évolution générale de l'hôpital lui-même, avec plus de contraintes administratives et de gestion qu'il y a une vingtaine d'années. Lorsqu'on l'écoute, on a la vision d'une structure pyramidale, avec un fossé qui se creuse de plus en plus entre les soignants, les équipes en première ligne aux urgences, et le haut, les directions, avec, entre les deux, des strates de plus en plus éloignées du terrain au fur et à mesure que l'on monte. Parce que les directeurs d'hôpital sont avant tout formés à être des gestionnaires, durant un cursus de deux années. « Avant, dit-il, même les chefs de service étaient moins noyés sous la contrainte de résultat, de chiffres, de paperasse administrative, de réunions, de comptes à rendre. Du coup, c'était encore des personnages médicaux vraiment impliqués dans la médecine. Quant aux directions d'hôpital, finalement, ce ne sont pas des médecins, mais quasiment des gestionnaires. »

Pourtant, les deux logiques semblent tout à fait légitimes. Gérer un hôpital, des budgets, c'est un métier. Médecins, infirmières, aides-soignantes, c'en est un autre. Comment réconcilier les deux mondes ? « Je ne sais pas, dit Victor. Je ne sais pas comment répondre à ça parce qu'il y a aussi des exemples d'hôpitaux, d'établissements qui ont été gérés par des médecins et qui ont fait faillite. Parce que nous, en fait, on ne sait pas faire de la gestion. La finance, la gestion d'argent, la répartition, ça, on ne sait pas le faire. Et donc on ne peut pas s'empêcher de se dire que le bon équilibre, c'est les deux. »

12

Burn-out

« Quand je fais un questionnaire burn-out, ça me parle à fond. » C'est Philippe, chef de service des urgences d'un grand hôpital, qui le dit. Tout simplement parce que ce mal-être, cet épuisement, cette blessure de l'âme, il l'a lui-même ressentie. « Il y a un moment où le travail était tellement prenant, avec des tensions, et cette impression de juste essayer en permanence d'arriver à garder la tête au-dessus de l'eau, que ça a eu des répercussions importantes sur ma vie familiale. »

Quand on entend la manière dont il décrit la situation chaotique de l'époque, on ressent un sentiment d'étouffement. « Quand vous êtes aux urgences, harcelé en permanence par des tas de choses, et qu'en plus vous savez que vous avez ça à faire, les mails, untel qui vous appelle, vous devenez complètement fou, et j'étais en train de devenir fou. Et puis vous passez la journée à essayer de rester sans arrêt la tête au-dessus de l'eau. Et vous savez que, si vous partez une demi-heure dans votre bureau pour faire d'autres trucs, vous allez le payer cher en revenant. Parce les malades se seront accumulés, et l'interne sera noyé. »

Lorsqu'il quittait son travail, Philippe disait juste que, chez lui, il voulait qu'on lui foute la paix. « Je n'avais plus la force de supporter les conflits familiaux. Tout me coulait dessus en mode "rien à foutre". Si on est dans le conflit permanent au travail et qu'on reproduit ça le soir, c'est pas possible. » Nous sommes dans son bureau, cela fait plus d'une heure qu'on discute. Il raconte comment à cette époque il avait fini par démissionner de son rôle de père de famille, de mari. « La maison, ça devait obligatoirement être un endroit où on ne me faisait pas chier. Donc, dès qu'on me faisait chier, que ce soit mes enfants, ma femme ou quoi, je n'avais même plus la force de le leur dire. Je partais. »

Aujourd'hui, cela va mieux, Philippe a pris du recul, « de la hauteur », dit-il. Tous n'y arrivent pas.

« Il faut que tu saches que Marc, le chef de service des urgences que tu avais rencontré il y a deux mois, est en arrêt et sous médocs pour un burn-out. » Je reçois ce SMS un soir, d'une urgentiste pédiatre de l'hôpital où travaille Marc depuis plusieurs années.

Marc a 50 ans. Il m'a ouvert son service, au sein d'un grand hôpital du sud de la France, un centre hospitalier-universitaire (CHU). On a aussi passé deux heures dans son bureau à discuter de son parcours, de sa vie, de son travail, une véritable passion. Marc me racontait cette situation particulière qui est la leur : tout à la fois sur le terrain, et en contact permanent avec la direction et les chefs des autres services, pour défendre son équipe, son budget, ses moyens. Entre le marteau et l'enclume. Je l'avais trouvé fatigué. Il m'a dit : « On a dépassé le stade de la colère, on avance, on est blasé, dépité. L'inertie fait qu'on s'épuise, donc les gens s'en vont ou trouvent d'autres moyens, mais en attendant il faut trouver les moyens techniques de faire comprendre aux gens que c'est pas possible comme ça. »

Marc, un professeur agrégé de médecine, avec une formation d'origine d'anesthésiste-réanimateur. Une encyclopédie vivante, avec un parcours qui va des greffes pulmonaires à la direction d'un grand service d'urgences, en passant par la réanimation et la mise en place d'équipes de soins vitaux, capables d'intervenir dans n'importe quel service hospitalier. Marc vous résume les urgences ainsi : « C'est un lieu d'une richesse infinie parce qu'on voit toutes les franges de la population, tous les types de pathologie, et c'est l'endroit où aboutissent et où se révèlent tous les dysfonctionnements du système de santé français actuel. » Après ce préambule, il explique : « On va dire que j'ai une vie riche et chargée, un regard sur la médecine, mais je n'ai jamais, jamais, jamais connu aussi dur que les gardes et que la vie aux urgences », le tout sur le ton d'une exaspération froide.

« Fantastique ». C'est le qualificatif que Marc lâche en parlant du système de soins français, ouvert à tout le monde, qui ne refuse rien. La définition même de l'accueil inconditionnel, de l'humanité, de la générosité. Mais qu'il décrit comme « à bout de souffle », l'état physique et psychologique dans lequel je le pressens moi-même, au fur et à mesure que notre conversation avance. « Tout le monde vient, pour tout et n'importe quoi. Et chaque fois qu'un problème se pose au niveau hospitalier, on dit : “Les urgences sont la solution” », soupire-t-il.

Sauf que les urgences des hôpitaux publics sont aujourd'hui, pour lui, coincées dans un étau qui se serre de plus en plus. D'un côté, comme on l'a vu, les secours, pompiers, SAMU, surchargés d'appels « qui n'ont donc plus le temps de correctement réguler, et pour lesquels la quasi seule réponse qui reste, c'est les urgences ». Parce que le système de ville aussi a évolué. Marc parle de son père, médecin généraliste, de ces médecins de famille à l'ancienne, taillables et corvéables à merci, qui prenaient parfois sans rendez-vous et se déplaçaient le soir à 23 heures sur un appel. Mais qui n'étaient jamais présents pour leur famille. « Aujourd'hui, c'est l'inverse, la désertion des tableaux de permanence des soins en ambulatoire, le fait que les gens veulent avoir une vie privée, et ils ont raison, ils veulent avoir des RTT, une vie de famille. Le nombre de cabinets de ville a diminué. »

Et puis, l'autre mâchoire de l'étau, les services hospitaliers hors urgences, soumis à la fameuse T2A, la « tarification à l'activité », qui a introduit « une logique de rentabilité, avec de la contrainte et de plus en plus de programmation et aussi de fermetures de lits ». Les urgences, donc, se retrouvent de tous côtés dans la position du « dernier recours. Ça arrive d'un côté – les entrées – sans qu'on gère ces flux d'arrivées, et les sorties vers d'autres services ont de plus en plus de mal à se faire. Forcément, ça stagne. Et ça craque ».

Ici, dans son service, 28 box pour des soins. Et il n'est pas rare que, dans les faits, une centaine de patients soient présents en même temps. Et qu'un urgentiste prenne en charge de manière simultanée entre 10 et 17 patients. S'y ajoutent les tâches administratives « de plus en plus nombreuses » : comptes rendus, chiffres, gestion des ressources humaines, recherche de lits, parfois même c'est le praticien hospitalier ou le chef de service qui se retrouve à régler des problèmes informatiques. Une accumulation qui finit inévitablement par « générer du risque d'erreurs ». L'autre conséquence, c'est le mal-être au travail, la souffrance des personnels. Et des gens qui partent, cela peut avoir pour effet un manque de stabilité au sein des équipes. Dans son établissement, assure-t-il, il y a 30 % de turn-over parmi les personnels paramédicaux chaque année. « Et la nuit, c'est même 50 % d'effectifs chez les paramédicaux qui, chaque année, s'en vont, tellement c'est dur. Depuis quatre ans, on a changé presque 70 % de l'équipe médicale ! » Parce que c'est trop dur, qu'on fait trop d'heures, qu'il y a trop de stress pour des salaires qui décidément ne sont pas à la hauteur.

Marc, un peu dépité, pense que « ça va finir par péter, parce que la jeune génération ne va pas accepter de travailler et de vivre ce que notre génération a vécu ». La jeune génération ? Sa fille, par exemple, en première année de médecine. Marc dit qu'il la pousse vers le privé, pas vers le public, et sûrement pas vers les urgences. « Trop d'investissement personnel et professionnel, avec un manque total de reconnaissance. »

En attendant, « ça tient par l'humain, parce que les gens aiment les urgences, parce que l'équipe est soudée et géniale, parce que ce service donne envie de se battre ». Mais la souffrance au travail est réelle. Marc, en tant que chef, a donc aussi une mission en ressources humaines. Et constate : « Ce sont des gens qui arrivent à 50 ans et qui sont tous cramés. À cause du rythme, des gardes, etc. Physiquement, moralement, jusqu'à l'épuisement. Mais la souffrance au travail des urgentistes est complexe à appréhender parce que les gens ont honte de dire qu'ils sont fatigués. Ils prennent sur eux, donc ça se tend et ils font des erreurs. Et puis il y a les déviances habituelles qui apparaissent : tabagisme forcené, problèmes de couple et familiaux… J'ai des amis chefs de service qui sont sous médocs pour dormir depuis quelques années. On n'en parle pas, mais c'est très connu. Et ça arrive très souvent. »

Il y a aussi l'alcool. « Je n'ai aucun problème d'alcoolisme dans mon service, assure Marc, tout en ajoutant : Mais on le surveille. » En revanche, il parle de burn-out, de « gens qui sont vraiment très limites, des conséquences physiques, des gros soucis de santé ». Marc parle des « jeunes qui craquent, en larmes, viennent, partent du service, reviennent deux ans après, recraquent. Ils cherchent la sortie. C'est la souris agressée qui cherche la sortie ». Tandis que certains médecins chevronnés « déshumanisent les rapports. Sinon c'est invivable ». Les jeunes explosent, donc « font la fête à côté pour oublier, du sport à outrance. Et les plus âgés se glacent ou deviennent cyniques. On voit des évolutions comportementales sur quelques années qui sont assez impressionnantes ».

Marc, lui, a aussi fini par craquer. À force aussi, peut-être, de « débriefer » ceux qui vont mal dans son équipe, sans avoir été formé pour cela. Je repense à cette anecdote qu'il me racontait dans son bureau. Cette histoire d'une universitaire qui faisait une thèse sur le stress au travail et demanda un jour à Marc : « Mais qui vous débriefe, vous ? » Personne.

Tous les personnels des urgences que j'ai rencontrés m'ont dit qu'il n'y avait pas de prise en charge psychologique particulière pour eux. « Il y a des psys pour les patients, mais pas pour nous. On débriefe entre nous. Sinon, c'est juste la médecine du travail, qui ne sert à rien, n'écoute rien, ne fait rien… », me dit, agacé, le chef d'un SMUR de la région parisienne. Au moment où nous évoquons ce sujet, il y a dans le bureau une médecin qui s'affaire en vue d'un départ pour un transport secondaire. Elle nous entend et explose littéralement. On sent que la question la met à vif, et elle vide son sac, spontanément.

« Il devrait y avoir un psychologue pour les personnels dans les hôpitaux, un truc où on soit un peu obligé d'aller une fois de temps en temps, que ce soit pour des réunions de groupe ou au niveau individuel », dit-elle. Et pas que pour le personnel soignant : « La femme de ménage qui traverse le service et qui a un gamin qui fait un arrêt à un mètre d'elle, qui s'en préoccupe ? » Je ne parviens pas à la couper, à l'arrêter. Je la laisse parler. « Moi, il y a plein de gens, des amis à l'extérieur, qui me disent : "Je sais pas comment tu fais. Moi, je n'aurais jamais fait ça parce que je ne me vois pas travailler vingt-quatre heures." » Elle marque une pause, reprend son souffle et poursuit dans une colère froide : « Comment je fais ? Mais, au début de mes études de médecine, je ne me suis pas dit : “Tiens, je vais tester, voir si j'arrive à pas dormir pendant vingt-quatre heures et à être efficace après.” En fait, tout ça, quand on débute, on ne le sait pas. On fait avec et après on continue parce qu'on aime ce qu'on fait et que, pour cette raison, il y a beaucoup de choses qu'on finit par accepter. Mais je pense clairement que le jour où t'aimes plus ce que tu fais, tu ne peux pas continuer, tu déprimes gravement, voilà. » Le « bien-être » ou le « mal-être au travail » ? Elle répond : « Mais moi je ne sais pas ce que c'est ! Et puis les gens se disent : “De toute façon, ils aiment bien ce qu'ils font, donc c'est pas grave, on va pas aller chercher plus loin.” Et comme ça continue à tourner... On manque de médecins, mais, de toute façon, s'il y en a un qui part, ça continue à tourner. »

Elle me raconte alors la situation d'une collègue et amie, anesthésiste à l'hôpital Necker à Paris, coincée dans un dilemme. « Elle ne sait pas quoi faire parce qu'elle adore son métier. Mais elle est au bout du rouleau. Si elle part dans le privé, elle sait qu'elle va gagner plus et sera moins épuisée parce que, même si elle fait de gros horaires, elle aura tout le temps ses jours de récup'. Elle pourra prendre ses vacances, ce qui n'est pas le cas dans le public. Mais elle sait aussi qu'elle ne fera pas le boulot qu'elle aime. »

« Côté psy, on ne voit personne », me confirme aussi Pierre, un jeune pédiatre d'un grand hôpital public du sud de la France, qui partage sa vie professionnelle entre les urgences et le SMUR pédiatrique. « Il y a une psy du service, mais elle s'occupe des malades. Au SAMU, c'est pareil. Il y a une cellule d'urgence médico-psy, mais qui est pour les gens sur certains accidents. Mais pour nous il n'y a rien. » Il va prendre son service dans quelques minutes. Il est très tôt, le jour ne s'est pas encore levé. Mais le café, à l'entrée de l'hôpital, est déjà ouvert. Un rendez-vous de médecins. Il m'avoue qu'il y a bien quelque chose, mais pas forcément bien adapté, une « cellule d'écoute ». « Pour les avoir croisés une fois, c'est pas eux que j'appellerais… Si ça va vraiment pas, il faudra payer de notre poche un psy correct pour être pris en charge. »

Une infirmière qu'il connaît est restée arrêtée sept mois après un burn-out. L'accumulation de fatigue et puis une confrontation avec la famille d'un patient, très agressive. Des insultes et le vase déborde. La cellule d'écoute l'avait juste dirigée vers le médecin du travail. Et l'infirmière a payé de sa poche « le psy et les séances d'hypnose ». « On est dans un système tourné vers le soin, mais qui est maltraitant vis-à-vis de ses propres personnels. Quelqu'un est fatigué, il disparaît, il part, et, au mieux, on met quelqu'un d'autre et puis c'est tout. »

Quel que soit l'endroit en France, les anecdotes foisonnent sur le mal-être à l'hôpital. « On a eu un questionnaire par la commission médicale d'établissement, justement pour nous demander si on allait bien par rapport à notre travail. Mais on ne nous demandait pas ce qu'on pouvait faire pour améliorer la situation, on nous disait juste d'aller voir un psy, m'explique notamment, avec un sourire cynique, une autre urgentiste. Pourtant, on voit de plus en plus de collègues qui viennent bosser la boule au ventre, qui rentrent chez eux le soir et qui pleurent... », juge sévèrement Aurore, pédiatre aux urgences depuis dix ans, pour 3 200 euros net par mois. Elle a choisi de lever le pied pour ne pas craquer. Elle est ainsi passée à 80 % de temps de travail par semaine, ce qui lui permet de ne pas dépasser les quarante-huit heures hebdomadaires et de consacrer du temps à son petit garçon de 6 ans. « C'est 20 % de temps de travail en moins, et 20 % en moins sur le salaire. Mais c'est un choix nécessaire parce que, avant d'adopter ce rythme strict, je finissais par être en colère du lundi au dimanche. On en vient à ça parce que les journées sont longues, finissent tard, parce qu'il n'y avait plus aucun temps mort alors qu'il y a un enfant qui grandit », dit-elle. Sans ces fameux 80 %, elle aurait une charge de travail hebdomadaire de cinquante à cinquante-cinq heures.

Le mal-être au travail, la souffrance, le burn-out à l'hôpital n'ont pas comme seul facteur déclenchant l'organisation du système, les rapports avec l'administration, mais aussi ceux avec des patients de plus en plus exigeants, qui ont tout vu sur Internet, « savent » mieux que le médecin lui-même, exigent tel ou tel examen, râlent s'ils ne l'obtiennent pas, sont parfois agressifs et violents, vont mettre en difficulté telle ou telle personne du service en se plaignant à sa direction.

À Marseille, il aura fallu le suicide d'un interne, en 2016 pour que le « repos de sécurité[1] » soit appliqué.

« Le système fait qu'on est poussé à bout dès le début des études, m'explique Nathalie, qui, elle, vient de finir ses études de médecine à Paris. Quand on bosse aux urgences, quand on bosse dans des services hyper-stressants comme ça, franchement on arrive facilement au burn-out. Qui travaille vingt-quatre heures d'affilée aujourd'hui ? Qui fait ça ? » me dit-elle, assise face à moi dans une salle d'examens d'un hôpital, juste à côté d'une table

1. Le repos de sécurité prévoit un minimum de onze heures de repos après une garde de vingt-quatre heures. Ce repos de sécurité est censé être appliqué partout depuis 2002.

de consultation. « Depuis notre externat, depuis le début de nos études, on est poussé à ça, faire des gardes de vingt-quatre heures. Et le lendemain, on bosse des cours sur nos repos de garde. Moi, quand je sors épuisée d'une garde, c'est mort. Et pourtant, après, on enchaîne. »

Au fait ? Combien sont payés les internes pour ces charges de travail presque inhumaines ? En première année à l'hôpital, un interne gagne 1 385 euros. 1 531 euros en deuxième année. 2 125 euros en troisième année d'internat. S'y ajoutent certaines primes. 119 euros pour une garde en semaine. 130 euros le week-end et les jours fériés. Pour combien d'heures par semaine ? Officiellement quarante-huit heures hebdomadaires maximum. Mais dans les faits… souvent beaucoup plus de l'aveu même des premiers intéressés[1] !

Le drame de Marseille, comme d'autres ailleurs en France, et ce que me dit Nathalie, font écho aux propos de Marc, le chef de service, sur la « jeune génération ». En 2017, les organisations d'étudiants en médecine et en soins infirmiers avaient mené une vaste enquête sur les conditions d'étude et de travail de cette génération, auprès de 14 000 étudiants en soins infirmiers et de 20 000 étudiants en médecine, internes et chefs de clinique assistants.

1. Intersyndicale nationale autonome représentative des internes de médecine générale (Isnar-IMG).

Les résultats sont catastrophiques. On y apprend notamment que « les réponses montrent une déclaration de troubles anxieux, de troubles dépressifs et d'idées suicidaires élevée, et supérieure à celle observée dans cette tranche d'âge de la population générale ». Ainsi 66 % des étudiants en médecine et jeunes médecins ayant répondu à l'enquête se disent anxieux, et 78 % des étudiants en soins infirmiers se déclarent souvent ou tout le temps « stressés[1] ». Au point que l'Intersyndicale nationale des internes (ISNI) a alerté la ministre de la Santé Agnès Buzyn, qui commandait, en juillet 2017, avec la ministre de l'Enseignement supérieur Frédérique Vidal, un rapport sur la question au Dr Donata Marra, psychiatre et présidente du Bureau interface professeurs étudiants (BIPE) de la Faculté de médecine de la Sorbonne[2].

C'est dans ce contexte que survient, en janvier 2018, le suicide de Marine, 26 ans, une interne de l'hôpital Cochin à Paris. Certes pas aux urgences,

1. Extrait du dossier de presse des ministères de la Santé et de l'Enseignement supérieur du 3 avril 2018 : « Quinze mesures pour le bien-être des étudiants en santé ». L'enquête révélait par ailleurs que la majorité des internes déclaraient effectuer plus de quarante-huit heures hebdomadaires à l'hôpital.

2. « Rapport sur la qualité de vie des étudiants en santé », 69 pages, Dr Donata Marra, présidente du BIPE de la Sorbonne, une structure dédiée à l'aide aux étudiants.

elle était en dermatologie, mais le mal-être semble général à l'hôpital. À la suite de ce drame, l'ISNI adresse une lettre ouverte[1] à Agnès Buzyn :

L'organisation y pointe une responsabilité collective dans la survenue de ce drame, « dernier d'une trop longue série [qui] ne fait que révéler une fois de plus, chaque fois de trop, l'échec de notre rôle de protection ». L'ISNI souligne que « c'est à chacun de nous, acteurs de santé, individuellement et collectivement de nous protéger au même titre que nos patients ». Et que tout le monde doit y contribuer, des personnels de l'hôpital jusqu'au ministère en charge de la santé, en passant par les soignants, les paramédicaux et les administratifs.

« Nous avons perdu l'espoir d'être heureux dans notre rôle de soignants, cela est inacceptable », écrit l'ISNI dans son courrier. Une phrase déchirante qui traduit un mal-être induit par tout un système : des études épuisantes, des gardes interminables, un temps de travail à rallonge, comme s'il fallait forcément « en chier », comme m'a dit un interne, pour devenir un bon médecin. En chier ? Justement non, répond l'ISNI : « Il n'est pas nécessaire de souffrir pour être un bon soignant », écrit l'organisation, qui souligne qu'un médecin en forme physiquement et psychologi-

1. Publiée sur le site du magazine *Elle* le 5 février 2018.

quement accomplira d'autant mieux sa mission : préserver la santé et la vie.

Le 3 avril 2018, sur la base du rapport remis par le Dr Marra, les deux ministres présentent « 15 mesures pour le bien-être des étudiants en santé », notamment la mise en place de structures d'écoute, d'une cellule nationale d'appui, et le respect strict du repos de sécurité et d'un temps de travail hebdomadaire de quarante-huit heures maximum dans les services.

Reste que, dans un univers où il n'y a aucune statistique officielle sur le mal-être à l'hôpital ou les suicides du personnel, l'effet du plan de la ministre semble difficile à évaluer. Ce plan, en tout cas, ambitionne de mettre un terme à des situations comme celle que décrit Victor, le jeune urgentiste pédiatre du SMUR pédiatrique, lorsqu'il raconte avec amertume son internat, puis ses deux premières années d'exercice dans un service d'urgences des Yvelines, en région parisienne, avec des temps de travail aberrants. « Quand on commence, on ne sait pas ce que c'est. On ne sait pas les semaines de quatre-vingts heures, de quatre-vingt-dix heures payées 1 000 balles quand on est étudiant. On ne sait pas le burn-out à l'hôpital, on ne sait pas tout ça… » Même si les langues se délient désormais, il pense que le burn-out reste « un tabou » à l'hôpital. « On ne veut pas dire que c'est ça. On dit juste que ce sont des gens qui sont fatigués ou mal dans leur peau. En fait, ils ont des symptômes dépressifs, ils ont envie de mourir et ils n'ont pas envie d'aller travailler. Ça s'appelle le burn-out… »

Lui, a failli craquer et raconte qu'il a fait une pause dans ses études : « Parce que je n'en pouvais plus du système. J'étais dans un monde où tu bosses le jour, la nuit, les week-ends. Tu bosses deux à trois week-ends sur quatre parce qu'en plus ça te semble normal. » Victor, lorsqu'il décrit cet univers, ne s'interdit pas d'y glisser une pointe d'humour désabusé. Quand arrive enfin la pause, dit-il, « on ne sait plus trop si c'est le jour ou la nuit. L'avantage, c'est que, comme t'es tout le temps fatigué, t'arrives tout le temps à t'endormir, ça, c'est pratique. Tu apprends à faire des siestes comme quand tu étais gamin ».

Dans le monde de l'urgence, dit-il, il n'y a, par définition, pas de pause. C'est ouvert sept jours sur sept et 24 heures sur 24, avec comme principe l'accueil inconditionnel. Avec l'obligation, la nécessité, de fournir la même qualité de soins au patient, qu'il se présente à 15 heures ou à 3 heures du matin. « Ne pas pisser, ne pas bouffer pendant douze heures, déjeuner à 16 heures et dîner à 4 heures du matin, c'est tous les jours dans les urgences. Parce que les soignants, heureusement, ou la plupart d'entre eux, ont encore envie de soigner et de s'occuper des gens avant d'aller bouffer. » Sauf qu'à ce rythme le « système » dont parle

Victor est parfois générateur de risque dans son organisation même. « Parce que faire des gardes de vingt-quatre heures d'affilée, c'est débile. Personne n'est capable de travailler correctement dans ces conditions. » Et de donner cette précision : « Moi, je peux te dire avec lucidité, et beaucoup de peine en le disant, que j'espère que les gens ne viennent pas pour quelque chose de grave à 4 heures du matin quand ils sont pris en charge par quelqu'un qui en est à sa vingtième heure. »

Alors, pour ne pas « exploser en vol », Victor a pris six mois de congé, pour aller faire le tour du monde avec sa copine. « Ça m'a permis de me reconcentrer sur des choses plus concrètes, sur les rapports humains… Et au final j'ai eu hyper envie de reprendre parce qu'on aime le soin, l'aide aux autres, on aime ce qu'on fait. » Il parle des personnels des urgences comme des « soldats de l'humain », des « frères d'armes de la santé », avec des personnels parfois malades, ou blessés, comme cette infirmière qui s'est entaillé la main accidentellement chez elle, mais qui vient travailler quand même. Parce que, sinon, dans un service déjà en tension, l'absence d'une personne fera retomber la charge du travail sur le collectif.

« À force, poursuit Victor, il y a des gens qui tirent sur la corde, font bonne figure jusqu'à l'extrême, et puis un jour pètent un câble. Aujourd'hui, le personnel soignant ne se donne pas trop le droit de montrer les signes d'alerte sur sa santé. Parce que, quand tu es médecin ou infirmier et que tu as un mec mourant devant toi, eh bien, même si tu es malheureux, épuisé, en burn-out, et que tu ne vois jamais ta famille, tu vas toujours mieux que le mec qui est en arrêt cardiaque. »

Alors, parfois, l'hôpital crie sa colère. Il y a la grève des urgences, des médecins, des infirmières. Ça aussi, Victor en parle un peu avec dépit. Il a participé à plusieurs mouvements. Présent, car réquisitionné pour assurer la continuité des soins, avec un brassard, ou un dossard pansement « en grève » en lettres rouges sur la blouse. Et c'est normal, parce que c'est « un devoir, notre mission de ne pas laisser crever les gens ». « La grève des médecins ou des infirmières, on en parle le jour même dans les journaux et après on passe à autre chose. Ils vont s'enchaîner aux grilles de l'Assemblée, il y en a trois qui se font embarquer et ça fait un peu de bruit. Il n'y a pas de casse parce que ces gens-là ne sont pas des fouteurs de merde généralement. Et puis l'hôpital tourne toujours, les pompiers sont toujours là, le SAMU aussi, comme les infirmières aux urgences. »

Parfois, certains trouvent des modes d'action originaux et pédagogiques, en expliquant et en essayant de dévier la colère des patients et de leurs proches ailleurs que contre les personnels en première ligne.

À l'été 2018, à l'hôpital de Vichy, l'équipe des urgences a rédigé une lettre d'une page, remise aux patients dans les périodes particulièrement tendues. « Vous venez de passer une nuit sur un brancard au sein du service des urgences. Sachez que nous déplorons, depuis de nombreux mois, cette situation catastrophique qui perdure, voire se dégrade d'année en année malgré nos alertes, peut-on y lire. Cette situation n'est pas spécifique à notre service : c'est le résultat de restrictions budgétaires, des fermetures de lits, d'une gestion hospitalière globale tournée vers la rentabilité et non vers le soin et le respect des patients, d'une rupture dans le parcours de santé, d'une raréfaction des ressources médicales hospitalières ou libérales », souligne l'équipe soignante. Qui ajoute : « Nous ne sommes plus actuellement en mesure d'apporter le service et la qualité des soins que la population mérite. Malgré notre volonté d'offrir des soins adaptés à chacun dans des conditions décentes et dignes, la conjoncture actuelle ne nous le permet plus et nous le regrettons fortement. [...] Vous accueillir et vous soigner est notre mission, les conditions d'accueil et d'hébergement ne sont pas de notre ressort », souligne encore ce courrier au travers duquel les urgentistes remercient les usagers pour leur « patience » et sollicitent leur aide, en les invitant « à prendre les dispositions nécessaires » pour manifester leur mécontentement. Suivent, en bas de page, les coordonnées postales de l'Agence régionale de santé (ARS) Auvergne-Rhône-Alpes, de la direction de l'hôpital, de la mairie, ou encore du ministère de la Santé à Paris.

Les jeunes, les chefs de service, mais aussi des cadres intermédiaires, finissent par craquer. Comme Perrine, une praticienne hospitalière, qui s'occupe d'une unité d'hospitalisation de courte durée (UHCD), en province, véritable « zone tampon » entre les urgences et les autres services de l'hôpital, coincée entre des entrées qui ne cessent d'augmenter et une hospitalisation dans les autres services qui peine à se faire. Un engorgement chronique et une pression qui vont la conduire à cinq mois d'arrêt-maladie pour burn-out. « Je n'arrivais pas à hospitaliser les patients, et de l'autre côté, la direction me mettait la pression pour qu'on ne garde pas trop longtemps les malades. » Parce qu'en théorie, rappelle Perrine, la présence d'un patient en UHCD, c'est vingt-quatre heures. En pratique, il arrive qu'ils y restent plusieurs semaines, faute d'autre solution.

Son burn-out, elle l'a vécu dans une atmosphère déshumanisée. « La direction n'en a jamais entendu parler. On n'a pas l'impression d'être un individu qui compte dans l'institution, en fait. Qu'on soit là ou pas, c'est pareil. Le système tourne et puis voilà. » Elle aussi affirme d'expérience que, dans le monde de l'hôpital, « c'est tabou, la souffrance au travail. Il faut être toujours performant, toujours au top de la santé, toujours ». Elle marque un silence, me regarde. Je la sens perturbée. Elle poursuit : « Il ne faut jamais se plaindre. Jamais. On est invincible, quoi. On encaisse tout, il faut tenir, ne rien montrer. »

Elle évoque également un fossé générationnel, même si les plus âgés, parfois, finissent par craquer eux-mêmes, comme Marc. « Les plus anciens qui tiennent encore le coup, souffle-t-elle, disent aux jeunes qu'à leur époque ils en faisaient beaucoup plus, qu'il n'y avait pas de repos de sécurité, et donc qu'il n'y a pas de raison de se plaindre ou de ne pas y arriver. » Coincée, aussi, sur un autre domaine : « Aujourd'hui, les gens sont de plus en plus demandeurs. On vient aux urgences comme on va au supermarché. Ce qui fait que nous ne sommes respectés ni par les patients, ni par la direction. » Son mari comme ses enfants sont inquiets pour elle, puisqu'elle a repris le travail sur le lieu qui l'a rendue malade.

Disons-le clairement. L'hôpital va mal. Et sa porte d'entrée – les urgences – est en tension permanente depuis trop longtemps et subit de plein fouet l'impact des évolutions de la société en matière de soins. Et puis, à l'autre bout, c'est une « perte de sens » que dénoncent les personnels, accentuée par la mise en place, il y a quinze ans, de la tarification à l'activité (T2A) et ses effets pervers conduisant l'institution hôpital à privilégier les actes chers, qui rapportent, au détriment de l'humain. Et des conflits générationnels qui peuvent parfois conduire à du harcèlement.

Même la ministre de la Santé, Agnès Buzyn, a reconnu que cette manière de fonctionner était une impasse. La tarification à l'activité « a fait croire à l'hôpital public qu'il devait se concentrer sur des activités rentables, qu'il devait se sentir une âme d'entreprise », déplorait la ministre dans un entretien au quotidien *Libération*, alors que le gouvernement planchait sur son grand « plan Hôpital ». « Cela ne veut pas dire qu'il ne doit pas faire attention à ses budgets, mais l'hôpital apporte aussi autre chose, en termes de service public, d'accueil, de compétence. Nous avons risqué de faire perdre le sens de la mission de l'hôpital aux équipes en leur faisant croire qu'elles ne devaient faire que la rentabilité. Les équipes hospitalières ont été malheureuses de ce virage. Et cette logique est arrivée à son terme[1]. »

Marc, le chef de service des urgences, passé par un burn-out, me disait ceci : « Cela fait vingt ans qu'on dit qu'on va dans le mur et que ça va craquer. Et puis les années passent et on tient quand même. Jusqu'au jour où… »

1. *Libération*, 11 décembre 2017.

En discutant du burn-out à l'hôpital avec Aurore, notre urgentiste en pédiatrie du sud de la France, il lui est venu une réflexion sur le sujet, qu'elle m'a livrée spontanément un soir, alors que je terminais la rédaction de ce livre : « Je partage et comprends tout ce qui est exprimé, mais je n'ai qu'une envie : c'est aussitôt de pondérer, presque de m'excuser de me plaindre au regard de collègues qui travaillent encore deux fois plus que moi, que nous, tels certains chirurgiens par exemple, ou même les médecins de ville. Alors j'ai essayé de comprendre cette ambivalence, ce refus de dire complètement : "Oui, c'est dur…" Et je me suis dit que ce n'était peut-être pas tant le temps travaillé que le positionnement des urgences sur l'échiquier qui pouvait être dur : le service des urgences est le fils du milieu. Les chirurgiens, comme les smuristes, travaillent beaucoup, mais jouissent de ce côté super-héros au regard des actes concrets et immédiats qu'ils pratiquent… L'urgentiste est entre le patient-roi consumériste et ses collègues, pour qui il n'est qu'un rabat-joie permanent, car c'est un élément perturbateur… Et lanceur d'alerte permanent auprès des directions. Nous sommes le cul-de-sac, la voie sans issue, le dernier recours coincé en étau. C'est peut-être finalement la spécialité la moins narcissisante de notre métier ! Il est vrai qu'il n'y a pas si souvent que ça un "merci docteur". Cette reconnaissance, qu'elle vienne d'en haut ou d'en bas, a totalement disparu, en raison peut-être d'un service rendu moins quantifiable ou qualifiable immédiatement. »

Épilogue

Une année à rencontrer des personnels de services d'urgences, un peu partout dans le pays, à visiter des hôpitaux, à circuler dans des ambulances du SMUR. La France peut et doit être fière d'avoir un service public de santé comme le nôtre, avec des gens de cette valeur.

Un service où personne ne demandera sa Carte bleue au patient qui se présente, jeune, vieux, pauvre ou riche.

Celles et ceux que j'ai pu croiser se dépensent sans compter, sont passionnés. Une passion qui suscite une incompréhension d'autant plus forte lorsqu'ils ont le sentiment que des décisions sont prises d'en haut par des politiques, des dirigeants, qui, au fond, ne connaissent pas le métier des médecins, des agents d'accueil, des IOA, des ambulanciers, des aides-soignants… Et avec une logique trop tournée vers la gestion, pas assez vers l'humain.

Au terme de cette année, je n'aurai pas la prétention d'avoir la réponse à la manière dont doit être réformé, organisé un hôpital public qui, aujourd'hui, me semble en difficulté, en pleine recherche de marques. Avec, dans la tempête et au cœur de toutes les bourrasques, les urgences, où tout arrive quand, dehors comme dedans, les autres ne trouvent pas de solutions.

« La crise des urgences, c'est une histoire sans fin, m'a dit un chef de service. La base de notre métier, c'est de la consultation non programmée. Mais l'ADN, même si c'est moins fréquent, c'est l'urgence vitale. Alors soit on décide qu'effectivement les urgences sont la porte d'entrée de l'hôpital pour tous les services, dont celui des "urgences vitales", et on investit massivement sur la base de ce principe. Soit on ferme les yeux, on continue comme cela, et dans dix ans on continue à commenter la courbe de fréquentation qui grimpe. »

De fait, la « pédagogie » vis-à-vis de patients, d'usagers, qui seraient « irresponsables », celle qu'on prétend faire depuis le début des années 2000, semble totalement inopérante. Que faut-il faire ? Interdire les urgences à celles et ceux qui n'en ont pas réellement besoin ? Sur quelle base ? Quel critère, dans la mesure où les urgentistes eux-mêmes disent que l'urgence vitale n'est pas forcément détectable au premier coup d'œil ? La société dans son ensemble est-elle prête à assumer cette prise de risque ? Et qui mettra dehors les sans-abri, les plus pauvres, qui trouvent chaleur et réconfort dans ces lieux ?

Et si, au lieu de réciter comme un mantra que les urgences à l'hôpital doivent être « réservées aux urgences vitales », on changeait de mode de pensée ? Pour admettre que, de fait, les urgences, en trente ans, sont devenues en quelque sorte des dispensaires géants à l'entrée de l'hôpital, accueillant de manière inconditionnelle, avec des médecins pour faire de la consultation et détecter l'urgence vitale le cas échéant. En intégrant à cette « porte d'entrée » des services sociaux.

En somme, une institution qui ferait à la fois du médical, mais aussi centre d'accueil sanitaire et social. Si l'on décide de reconnaître cette évolution comme inéluctable, alors il faut investir massivement dans les urgences, que ce soit en termes de personnel ou de moyens. Cela veut dire également repenser l'ensemble de l'offre de soins en France. Repenser son organisation et sa complémentarité avec les médecins de ville. Renouer des relations apaisées avec les autres services de l'hôpital.

Car, quoi qu'en pensent les administratifs ou les inspecteurs de comptes, les urgences fonctionnent et fonctionneront comme ça à l'avenir.

Refuser de le voir, culpabiliser les patients qui en feraient un mauvais usage, n'a tout bonnement aucun sens.

Les urgences ne pourront jamais être gérées

avec une logique d'entreprise, simplement parce que la vie humaine ne s'apprécie pas en termes de rentabilité et d'économie. C'est antinomique, contradictoire.

Bien entendu, s'il y avait une solution miracle, ça se saurait… Les « y'a qu'à », « faut qu'on » n'ont aucunement leur place dans cette affaire. Mais, comme dans bien d'autres domaines, je suis sûr d'une chose : aucune décision ne peut être prise sans entendre, d'abord, ce que disent et vivent celles et ceux qui sont en prise directe avec le terrain, en première ligne.

Alors, entendons leur cri d'alarme, et avançons avec eux !

Remerciements

Je voudrais, ici, remercier avant tout les professionnels des urgences pour leur accueil, leur écoute, leur patience.

Un grand merci à tous les chefs de service, un peu partout en France, qui m'ont ouvert leur porte et m'ont laissé passer du temps, totalement librement, à l'intérieur de leur service. Merci aux personnels, dans l'Allier, en Loire-Atlantique, dans les Bouches-du-Rhône, en Charente et ailleurs, qui m'ont apporté leurs lumières et leurs témoignages

Merci au docteur House, qui m'a accueilli et m'a laissé tellement bien m'intégrer que j'ai fini par faire partie du « club de ceux qui oublient des trucs dans leur blouse ».

Merci à Aurélie, pour les conversations dans son bureau et les échanges de SMS nuit et jour à un moment où ma vie personnelle est venue percuter les reportages en cours pour ce livre.

Merci à Christophe pour les contacts, à Patrick pour ses éclairages.

Merci, aussi, à la direction de l'Assistance publique-Hôpitaux de Paris (AP-HP), qui a accepté de m'ouvrir des portes, tout comme l'Assistance publique-Hôpitaux de Marseille (AP-HM) que j'ai eu l'occasion de rencontrer.

Un grand merci également à la direction de l'hôpital Delafontaine de Saint-Denis, à celle de l'hôpital Avicenne de Bobigny, à celle du groupe hospitalier Bichat-Beaujon-Claude Bernard à Paris, à celle de l'hôpital Béclère de Clamart.

Merci à Mado, qui, dans l'ombre, suit mon travail depuis maintenant plus de deux ans et m'apporte soutien et, en cas de besoin, réconfort.

Merci aussi à mon éditrice Isabelle Saporta pour sa patience et son écoute, et à Sophie de Closets, P-DG des éditions Fayard, deux femmes qui m'ont accordé leur confiance et sans lesquelles cet ouvrage n'aurait pas pu voir le jour.

Merci à mon épouse, Maya, et à mes deux enfants, Hélias et Manoé, pour leur patience, ainsi qu'à mes parents, Annie et Robert, qui m'ont offert un espace de travail au calme pour achever la rédaction de ce livre.

Le jargon des urgences

ARS : Agence régionale de santé. Il y en a une par région. Les ARS sont chargées de la coordination de l'offre de soins dans chaque région. Les ARS sont placées sous l'égide du ministère des Solidarités et de la Santé.

CHU-CHR-CHRU : Il est parfois difficile de s'y retrouver dans ces sigles. En résumé, il existait des centres hospitaliers régionaux (CHR) fournissant à la population des soins généraux, ainsi qu'une médecine spécialisée de pointe. La plupart des CHR ont passé une convention de formation et de recherche avec les facultés de médecine, dans le cadre des ordonnances Debré du 30 décembre 1958, et sont devenus des centres hospitaliers régionaux universitaires (CHRU), que ceux qui veulent faire simple appellent CHU pour centres hospitaliers universitaires.

ECMO : Acronyme pour le terme anglais « Extracorporeal Membrane Oxygenation », ou circulation extracorporelle. En clair, il s'agit, grâce à une machine, d'assurer la circulation sanguine et l'oxygénation pulmonaire en cas d'arrêt du cœur.

Externe : Étudiant en médecine, entre la quatrième et la sixième année. L'externe alterne la formation théorique et les stages à l'hôpital. Il ne peut ni faire de consultations ni prescrire.

IMV : Intoxication médicamenteuse volontaire, ou ingestion médicamenteuse volontaire. Il s'agit d'une tentative de suicide par ingestion de médicaments.

Interne : L'internat commence en fin de sixième année des études de médecine. L'interne est à plein temps à l'hôpital, sous la tutelle du chef de clinique ou d'un praticien hospitalier, le « senior ». L'interne peut faire des consultations et des prescriptions.

IOA : Infirmière organisatrice de l'accueil. Certaines et certains disent aussi infirmière d'accueil et d'orientation, ou infirmière d'orientation et d'accueil. Le rôle de l'IOA, après l'accueil administratif, est essentiel puisqu'il consiste notamment à effectuer un premier tri dans le degré d'urgence de la prise en charge d'un patient.

MIN : Mort inattendue du nourrisson, souvent appelée mort subite du nourrisson.

PDSA : Permanence des soins ambulatoires. Il s'agit d'assurer des soins non programmés lors de la fermeture des cabinets médicaux de ville. C'est l'ARS qui organise la PDSA.

SAMU : Service d'aide médicale urgente. Ils ont été créés en 1968 afin de coordonner l'activité des structures mobiles d'urgence et de réanimation (SMUR, voir plus bas). Chaque SAMU (un par département) compte un centre de régulation des appels avec pour numéro le 15, qui a vu le jour en 1978.

SAUV : Salle d'accueil des urgences vitales, ce qu'on appelle le « sas de déchocage », qui permet de prendre en charge les patients les plus graves arrivant aux urgences.

Sinus : Bracelet à code-barres Sinus (système d'information numérique standardisé), posé sur les victimes et contenant toutes les informations les concernant.

SMUR : Structure mobile d'urgence et de réanimation. Elles ont été créées en 1965, et leur activité est coordonnée par les SAMU créés trois ans plus tard (voir plus haut). C'est en fait l'hôpital qui sort pour porter secours à l'extérieur, à bord d'une ambulance unité mobile hospitalière (UMH).

Smuristes : Médecins, infirmiers, ambulanciers, travaillant en équipe dans une SMUR.

SSPI : Salle de surveillance post-interventionnelle, communément appelé « salle de réveil », où les patients sont sous surveillance après une intervention.

T2A : La fameuse tarification à l'activité (d'où le 2 A). Mise en place en 2004 dans le cadre du « plan Hôpital 2007 », elle vise à calculer les ressources des hôpitaux en fonction de leur activité réelle. Cela peut paraître logique, sauf que cela induit des effets pervers, comme celui de multiplier les actes, et de préférence ceux qui coûtent cher, et donc rapportent. Un urgentiste résume la T2A ainsi, dans ce livre : « La situation psychosociale aux urgences, ça rapporte rien. Alors que le geste type endoscopie, ça rapporte. »

Trans (pour transmissions) : Acte consistant à transférer le dossier et les informations concernant un patient d'une équipe à une autre.

TS : Tentative de suicide. (Voir plus haut, IMV.)

UA : Urgence absolue.

UHCD : Unité d'hospitalisation de courte durée. Ou encore service « post-urgences ». Ce sont des lits d'hospitalisation liés aux services d'urgences pour des hospitalisations de courte durée pour observation de vingt-quatre heures, examens, etc. Mais l'UHCD tend dans certains établissements à devenir un nouveau service d'hospitalisation faute de place ailleurs, avec des durées de séjour qui dépassent largement les vingt-quatre heures.

UMH : Unité mobile hospitalière. Les camions blanc et bleu des SAMU-SMUR.

UR : Urgence relative.

ZAC : Zone d'attente couchée. Où les patients arrivent couchés et attendent aux urgences, souvent amenés en ambulance ou par les pompiers.

Table des matières